IMMUNOLOGY

免疫学の入門

第8版

京都府立医科大学名誉教授
明治国際医療大学附属統合医療センター長・教授

今西二郎 [著]

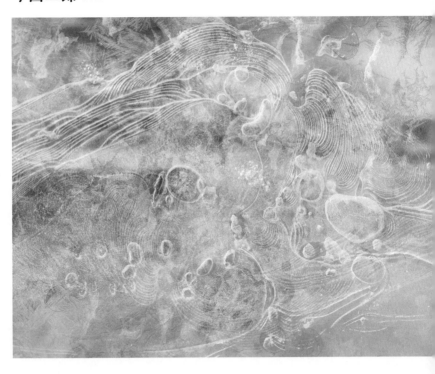

金芳堂

第8版の序

　初版が，刊行されて以来，すでに30年が過ぎ，その間，6回の改訂を行ってきた．今回は，第7版の改訂より，6年が過ぎてしまい，第8版の改訂をすることになった．30年を経ても，まだ改訂を行えることは，誠に著者冥利に尽きる．これも，読者の皆様，編集者のお陰であると感謝している．

　今回の改訂は，前回の改訂に引き続き，自然免疫についての事項を大幅に追加し，新しい章立て（11章）とした．このことから自然免疫が未だに免疫学の領域で大きな関心を寄せられ，飛躍的に発展していることがうかがえるであろう．さらに，今回の改訂では，メモリーT細胞，インターロイキン38を追加した．また，腫瘍免疫では，数年前より話題になっている免疫チェックポイントの機構と新しい免疫療法薬としての免疫チェックポイント阻害薬を加えた．さらに免疫抑制薬については，大幅に整理し，抗体薬についての記述を追加した．抗アレルギー薬についても，最近の進歩にあわせ，改訂した．

　以上が主な改訂点であるが，まだまだ不十分なところもあるかも知れない．読者諸氏の忌憚ないご意見を賜れば，幸甚である．

　最後に本書第8版の刊行にご尽力を頂いた金芳堂編集部小崎徹也様他関係各位に深謝致します．

2018年8月

著者　今西二郎

まえがき

　微生物学は，細菌学，ウイルス学，免疫学の3つの分野に分けられる．これらはいずれも膨大な学問領域を含み，一講座で微生物学全般を学生に講義するのはかなり困難である．そこで，最近では，微生物学から免疫学を分離・独立させる動きが急速にでてきている．これは，免疫学が細菌学やウイルス学とはかなりかけ離れた領域であることから，当然のことと思われる．

　先に著者は，「微生物学200ポイント」（金芳堂刊）を著わし，その中で細菌学，ウイルス学，免疫学の概略とその要点を網羅してきた．しかし，今述べたように免疫学が，細菌学，ウイルス学と分離・独立していく今日にあって，「微生物学200ポイント」の中の免疫学の章だけを取り上げてみると，いささか物足りない感じがするのは否めない．そこで，微生物学から切り離してしまった上での免疫学を講義するためには，免疫学の単独の教科書あるいは参考書が必要となってくる．

　本書は「微生物学200ポイント」の免疫学の章の大部分をそのまま取り入れ，免疫学の講義のために必要な知識をさらに加えていくことによって，まとめたものである．今まで「微生物学200ポイント」を使って免疫学の講義をしていた経験に基づいたため，敢えて「微生物学200ポイント」の免疫の章に必要事項をプラスするという方法を取った次第である．

　免疫学は，他の分野に比べてより激しい日進月歩の変化を遂げている．したがって，免疫学教科書にはできるだけ早い出版が不可欠である．このことも本書の作製法の理由の1つになっている．

なお，本書の執筆に際して参考にさせていただいた図書を巻末に記載し，深謝するとともに，諸先生方に敬意を表します．また，本書の刊行に当たり，御尽力をいただいた金芳堂編集部上田昭氏他各位に対し感謝致します．さらに，本書の原稿をワードプロセッサーで清書していただいた秘書増子理絵嬢に感謝致します．

　1987年7月

今 西 二 郎

目　次

1章　免疫の概念と種類 ……………………………………………………1

1. 免疫とは…………………………………………………………………1
2. 獲得免疫の種類…………………………………………………………2
3. 特異性……………………………………………………………………2

2章　抗　　原 ………………………………………………………………5

1. 抗原とは…………………………………………………………………5
2. 完全抗原とハプテン……………………………………………………5
3. アジュバント……………………………………………………………7

3章　抗　　体 ………………………………………………………………9

1. 抗体と血清タンパク質…………………………………………………9
2. 抗体の基本構造…………………………………………………………9
3. 免疫グロブリンの種類…………………………………………………13
    - A. IgG　　13
    - B. IgM　　14
    - C. IgA　　15
    - D. IgE　　15
    - E. IgD　　16

4章　免疫担当器官と免疫担当細胞 …………………………………………… 17

1　免疫担当器官 ……………………………………………………………… 17
  A．リンパ節　17
  B．胸　腺　18
  C．脾　臓　19

2　免疫担当細胞 ……………………………………………………………… 20
  A．リンパ球　20
  B．マクロファージおよび樹状細胞　26
  C．好中球　27
  D．好塩基球　27
  E．好酸球　28

5章　免疫応答とその調節 …………………………………………………… 29

1　抗体産生機構 ……………………………………………………………… 29
  A．T依存性抗原に対する抗体産生　29
  B．APCでの抗原情報処理　29
  C．ヘルパーT細胞による抗原認識　31
  D．抗原レセプターからのシグナル調節機構　32
  E．T-B細胞間相互作用と抗体産生細胞への分化　35
  F．B細胞の抗体産生細胞への分化　35
  G．T非依存性抗原に対する抗体産生　36
  H．スーパー抗原　36

2　一次免疫応答と二次免疫応答 …………………………………………… 37
3　抗体産生調節機構 ………………………………………………………… 38

　　　　A．ヘルパーT細胞　　38
　　　　B．制御性T細胞　　38
　　　　C．活性化マクロファージ　　38
　　　　D．イディオタイプネットワーク　　39
　　　　E．免疫応答に関与する遺伝子　　39
4 抗体産生の理論……………………………………………41
5 トレランス………………………………………………42
6 ポリクローナル抗体とモノクローナル抗体………………43
7 抗体の多様性……………………………………………43
　　　　A．L鎖遺伝子の組み換え　　43
　　　　B．H鎖遺伝子の組み換え　　46
8 免疫グロブリンのクラススイッチの機構…………………46
9 細胞性免疫………………………………………………50
　　　　A．細胞性免疫の種類　　50
　　　　B．細胞性免疫の成立　　50
　　　　C．細胞性免疫の調節機構　　51
　　　　D．メモリーT細胞　　52
10 T細胞抗原レセプター遺伝子の再構成……………………52

6章　抗原抗体反応……………………………………55

1 沈降反応…………………………………………………55
　　　　A．重層法　　56
　　　　B．ゲル内沈降反応　　56
　　　　C．免疫電気泳動法　　59
2 凝集反応…………………………………………………59

A. ウィダール反応　　60
　　　B. ワイル・フェリックス反応　　60
　　　C. 受身赤血球凝集反応　　60
　　　D. 逆受身赤血球凝集試験　　61
　　　E. クームス試験　　62
　　　F. 血液型　　63
　3 中和反応………………………………………………64
　　　A. 毒素中和反応　　64
　　　B. 血清療法　　66
　　　C. ウイルス中和反応　　66
　4 蛍光抗体法………………………………………………66
　5 ラジオイムノアッセイ…………………………………67
　6 酵素抗体法………………………………………………69
　7 イムノブロット法，ウエスタンブロット法…………69

7章　補体および補体の関与する反応……………71

　1 補体の概念………………………………………………71
　2 古典的経路………………………………………………74
　3 代替経路…………………………………………………75
　4 レクチン経路……………………………………………76
　5 補体反応生成物の生物学的活性………………………76
　　　A. C3a　　76
　　　B. C3b　　76
　　　C. C5a　　77
　　　D. C567　　77

E．C56789 複合体　　77
　6 補体結合反応……………………………………………………………78

8章　アレルギー……………………………………………………………79

　1 即時型アレルギー…………………………………………………………80
　　　A．Ⅰ型アレルギー　　80
　　　B．Ⅱ型アレルギー　　88
　　　C．Ⅲ型アレルギー　　90
　2 遅延型アレルギー（Ⅳ型アレルギー）…………………………………92
　　　A．Ⅳ型アレルギーにより起こってくる病気　　92
　　　B．Ⅳ型アレルギーの診断　　93

9章　サイトカイン…………………………………………………………97

　1 サイトカインとは…………………………………………………………97
　2 サイトカインの特徴………………………………………………………98
　3 サイトカインの種類………………………………………………………100
　4 サイトカインの役割………………………………………………………110
　　　A．免疫系の調節機構　　110
　　　B．サイトカインと生体防御　　111
　　　C．サイトカインと病態形成　　111

10章　組織適合性抗原と移植免疫反応……………………………………113

　1 HLA…………………………………………………………………………114
　2 マウスの主要組織適合系…………………………………………………119

- 3 HLA と疾患 ··· 121
- 4 移植免疫反応 ··· 122
- 5 GVH 反応 ·· 123

11章 自然免疫 ··· **125**

- 1 トール様レセプター ·· 125
- 2 TRL 以外の自然免疫に関与するレセプター ······················ 127
- 3 自然免疫を担う細胞 ·· 127
    - A. 上皮バリア　128
    - B. 食細胞（ファゴサイト）　128
    - C. 樹状細胞　128
    - D. 肥満（マスト）細胞　128
    - E. 自然リンパ球　128
- 4 補　体 ·· 129
- 5 血漿タンパク質 ·· 129
- 6 サイトカイン ·· 129
- 7 自然免疫応答と獲得免疫の相互作用 ······························ 130

12章 感染に対する生体防御 ······································ **131**

- 1 非特異的生体防御 ·· 131
    - A. 機械的防御壁　131
    - B. 可溶性因子　132
    - C. 細胞性因子　133
- 2 自然免疫と感染防御 ·· 133
- 3 免疫による感染防御 ·· 134

  A. 体液性免疫　134

  B. 細胞性免疫　136

4 細菌感染に対する免疫 ································ 136

5 ウイルス感染に対する免疫 ·························· 137

6 その他の感染症に対する免疫 ······················· 139

  A. 真　菌　139

  B. 寄生虫感染　140

7 ワクチン ·· 140

13章　腫瘍免疫 ································· 143

1 腫瘍特異抗原 ·· 143

  A. TSTA　143

  B. ヒトのTSA　144

2 免疫学的監視機構 ··································· 146

3 腫瘍の免疫療法 ····································· 150

  A. がんワクチン療法　150

  B. 細胞免疫療法　150

  C. モノクローナル抗体療法　151

  D. サイトカイン療法　151

  E. BRM療法　151

  F. 免疫チェックポイント阻害薬　151

14章　自己免疫病 ······························· 153

1 自己免疫病の発生機構 ······························ 153

2 全身性エリテマトーデス（全身性紅斑性狼瘡） ······· 155

- 3 関節リウマチ··156
- 4 リウマチ熱··156
- 5 その他の膠原病··157
- 6 シェーグレン症候群··157
- 7 橋本病···157
- 8 バセドウ病··157
- 9 自己免疫性溶血性貧血····································158
- 10 寒冷凝集素性溶血性貧血·································158
- 11 悪性貧血··158
- 12 糖尿病···159
- 13 重症筋無力症··159
- 14 その他···159

15章 免疫不全症··163

〔I〕原発性免疫不全症··163
- 1 先天性免疫不全症の一般的特徴·······················165
- 2 B細胞系の免疫不全症···································167
    - A. X連鎖無γ-グロブリン血症　167
    - B. 選択的IgA欠損症　167
    - C. その他　167
- 3 TおよびB細胞両方の免疫不全·························168
    - A. 重症複合免疫不全症　168
    - B. ADA欠損症　168
    - C. 高IgM症候群　168
- 4 他の明確な免疫不全症··································169

　　　　A．ataxia telangiectasia を伴う免疫不全症　　169

　　　　B．Wiskott-Aldrich 症候群　　169

　　　　C．Di George 症候群　　169

　⑤ 食細胞の異常 ··170

　　　　A．慢性肉芽腫症　　170

　　　　B．Chédiak-Higashi 症候群　　170

　⑥ 補体の異常症 ··170

　⑦ 後天性免疫不全症候群 ··170

〔Ⅱ〕続発性免疫不全症 ··172

16章　免疫系の進化，発達と老化，妊娠 ·······························173

　① 免疫系の進化 ··173

　② 免疫系の発達 ··173

　③ 老化と免疫 ··175

　④ 妊娠と免疫 ··176

17章　免疫抑制薬，抗アレルギー薬 ······································179

　① 免疫抑制薬 ··179

　　　　A．副腎皮質ステロイド　　179

　　　　B．サイクロスポリン A　　179

　　　　C．タクロリムス　　180

　　　　D．ミコフェノール酸とミコフェノール酸モフェチル　　180

　　　　E．レフルノミド　　180

　　　　F．抗体薬　　180

　② 抗アレルギー薬 ···181

    A. メディエーター遊離抑制薬　　181

    B. ヒスタミン H_1 レセプター拮抗薬　　182

    C. トロンボキサン A2 阻害薬　　183

    D. ロイコトリエン拮抗薬　　183

    E. Th2 サイトカイン阻害薬　　183

3 γ-グロブリン製剤……………………………………………183

    A. 標準ヒト免疫血清グロブリン　　184

    B. 特異的ヒト免疫血清グロブリン　　184

    C. 静注用ヒト免疫血清グロブリン　　184

参考および引用文献……………………………………………………185
資料：主な CD 分類……………………………………………………187
日本語索引………………………………………………………………203
その他・外国語索引……………………………………………………212

Memo

- ベンス　ジョーンズ　タンパク質⋯⋯⋯⋯⋯⋯⋯⋯⋯⋯⋯⋯⋯⋯⋯⋯11
- Fab と Fc の名称の由来⋯⋯⋯⋯⋯⋯⋯⋯⋯⋯⋯⋯⋯⋯⋯⋯⋯⋯11
- ドメイン⋯⋯⋯⋯⋯⋯⋯⋯⋯⋯⋯⋯⋯⋯⋯⋯⋯⋯⋯⋯⋯⋯⋯⋯⋯13
- 側鎖説と鋳型説⋯⋯⋯⋯⋯⋯⋯⋯⋯⋯⋯⋯⋯⋯⋯⋯⋯⋯⋯⋯⋯42
- ハイブリドーマとモノクローナル抗体作成⋯⋯⋯⋯⋯⋯⋯⋯44
- 沈降反応の理論⋯⋯⋯⋯⋯⋯⋯⋯⋯⋯⋯⋯⋯⋯⋯⋯⋯⋯⋯⋯⋯56
- オプソニン⋯⋯⋯⋯⋯⋯⋯⋯⋯⋯⋯⋯⋯⋯⋯⋯⋯⋯⋯⋯⋯⋯⋯77
- アナフィラトキシン⋯⋯⋯⋯⋯⋯⋯⋯⋯⋯⋯⋯⋯⋯⋯⋯⋯⋯⋯77
- V 型アレルギー⋯⋯⋯⋯⋯⋯⋯⋯⋯⋯⋯⋯⋯⋯⋯⋯⋯⋯⋯⋯⋯94
- インターフェロン⋯⋯⋯⋯⋯⋯⋯⋯⋯⋯⋯⋯⋯⋯⋯⋯⋯⋯⋯109
- 組織適合試験⋯⋯⋯⋯⋯⋯⋯⋯⋯⋯⋯⋯⋯⋯⋯⋯⋯⋯⋯⋯⋯117
- 腸管免疫，粘膜免疫⋯⋯⋯⋯⋯⋯⋯⋯⋯⋯⋯⋯⋯⋯⋯⋯⋯⋯139
- トランスフォーメーション⋯⋯⋯⋯⋯⋯⋯⋯⋯⋯⋯⋯⋯⋯⋯144
- LE 現象⋯⋯⋯⋯⋯⋯⋯⋯⋯⋯⋯⋯⋯⋯⋯⋯⋯⋯⋯⋯⋯⋯⋯156
- 抗リン脂質抗体症候群⋯⋯⋯⋯⋯⋯⋯⋯⋯⋯⋯⋯⋯⋯⋯⋯⋯156
- Raynaud 現象⋯⋯⋯⋯⋯⋯⋯⋯⋯⋯⋯⋯⋯⋯⋯⋯⋯⋯⋯⋯⋯159
- NBT 還元試験⋯⋯⋯⋯⋯⋯⋯⋯⋯⋯⋯⋯⋯⋯⋯⋯⋯⋯⋯⋯165
- CH_{50}⋯⋯⋯⋯⋯⋯⋯⋯⋯⋯⋯⋯⋯⋯⋯⋯⋯⋯⋯⋯⋯⋯⋯⋯165
- 遺伝性血管運動神経性浮腫⋯⋯⋯⋯⋯⋯⋯⋯⋯⋯⋯⋯⋯⋯⋯171
- 免疫増殖性症候群⋯⋯⋯⋯⋯⋯⋯⋯⋯⋯⋯⋯⋯⋯⋯⋯⋯⋯⋯172

Chapter 1
免疫の概念と種類

1 免疫とは

　生体には，いろいろの複雑な機構により，一定の状態に保っておく働きが備わっている．一定の状態に保つことを**ホメオスタシス**（homeostasis；恒常性）という．例えば，血圧が何らかの原因で上昇したとすると，直ちに血圧調節機構が働き，もとの正常な状態に戻すのである．もちろん，血圧だけではなく，体温，血糖値など多数の生理的機能などについて，それぞれの調節機構によってホメオスタシスが維持されているのである．

　ホメオスタシスの機構がうまく働かなくなった状態が病気（disorders）ということになろう．

　生体に病原体が侵入してきた時にもホメオスタシスが働く．この場合，生体は直ちに病原体の侵入を機械的，化学的に防いだり，病原体の増殖を止めたり，殺したりして，体外に排除してしまうのである．こういった病原体に対する防御機構が生体に備わっているため，病原体が侵入してきたからといって，すぐに病気（感染症）になってしまうことはない．

　病原体に対する生体の防御機構には，後述するように多くの物質や細胞などが関与している．しかし，生体防御の最も主要な機構として，免疫（immunity）があげられる．

　免疫には，生まれつき備わっている自然免疫（natural immunity）あるいは先天免疫（innate immunity）（☞第11章）と生後，抗原の刺激によって

生じてくる獲得免疫（acquired immunity）の2つがある．

　獲得免疫は，一度病気にかかると二度と同じ病気にかからなくなる現象をいう．例えば，腸チフス（typhoid fever）にかかると免疫が成立し，再び腸チフス菌が感染しようとしても感染しなくなるといったことである．

2　獲得免疫の種類

　獲得免疫は**抗体**（antibody）の関与する**体液性免疫**（humoral immunity）と，**感作リンパ球**（sensitized lymphocytes）の関与する**細胞性免疫**（cellular or cell-mediated immunity）に分けられる．

　これら2つの免疫は，通常生体内ではどちらか一方だけが成立するというのではなく，両方が同時に成立することが多い．例えば，生体に腸チフス菌が感染したとすると，生体内には腸チフス菌に対する抗体および感作リンパ球の両者が出現する（図1-1）．すなわち，この場合，腸チフス菌の感染により体液性免疫と細胞性免疫の両者が成立したことになる．

3　特異性

　生体内にできた抗体や感作リンパ球は腸チフス菌と特異的（specific）に結合する．

　腸チフス菌と抗体あるいは感作リンパ球と特異的に結合することにより，腸チフス菌の増殖が抑制されたり，破壊される．これが免疫の実体である（図1-1）．

　上記の例の腸チフス菌のように，抗体や感作リンパ球を誘導する物質を一般に**抗原**（antigens）という（☞2章）．

　免疫の最大の特徴は，抗原と抗体あるいは感作リンパ球との間には**特異性**（specificity）があることである．

　すなわち，A抗原によって誘導された抗体（抗A抗体）は，A抗原としか反応しない．B抗原によって誘導された抗体（抗B抗体）もB抗原としか反応しない．A抗原と抗B抗体，B抗原と抗A抗体が反応することはない．

これを抗原と抗体の間に特異性があるという（図1－2）．
　抗原と抗体だけでなく抗原と感作リンパ球の間にも特異性がある．

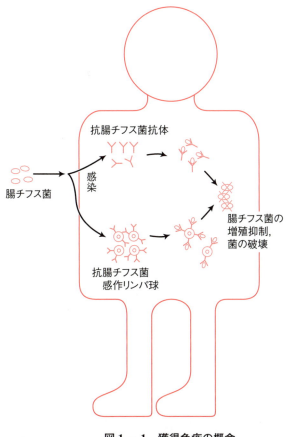

図1－1　獲得免疫の概念

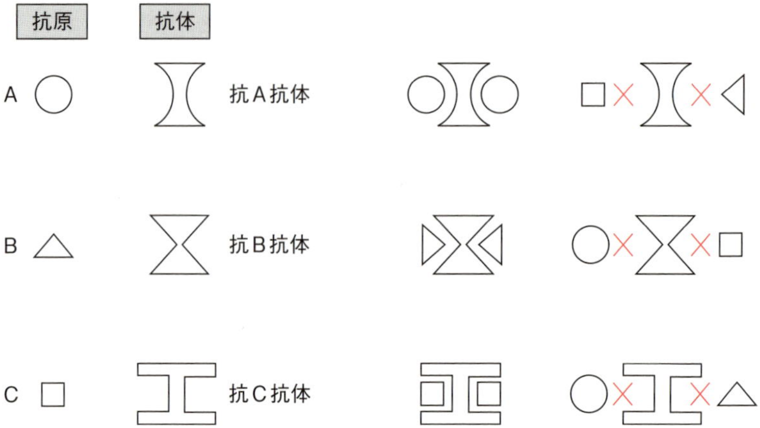

図1－2　特異性

Chapter 2

抗 原

1 抗原とは

　体液性免疫や細胞性免疫の応答を導く物質を**抗原**（antigens）あるいは**免疫原**（immunogens）という．抗原となりうる物質の代表はタンパク質である．自己以外（**非自己**；not-self）のタンパク質であることが必要条件である．タンパク質以外の合成ペプチド，多糖体，脂質，核酸なども抗原となることができる．

　抗原分子には，抗体あるいは感作リンパ球と特異的に結合する領域がある．この領域を**抗原決定基**（antigenic determinants）または**エピトープ**（epitope）という．この部分は，およそ4～8個のアミノ酸からできていると思われる．

2 完全抗原とハプテン

　抗原には抗体の産生や感作リンパ球の誘導を起こす**免疫原性**（immunogenicity）と抗体や感作リンパ球と特異的に結合する性質（**反応原性**）がある．この両者を備えているものを**完全抗原**（complete antigens）という．これに対して，免疫原性はなく，反応原性だけあるものを**不完全抗原**（incomplete antigens）あるいは**ハプテン**（haptens）という．ハプテンは低分子の物質で高分子のタンパク質と結合することにより免疫原性をもつようになる．このタンパク質を**キャリア**（carrier）（図2－1）という．

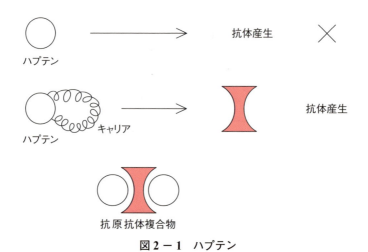

図2-1　ハプテン

　ハプテン-キャリア複合体で免疫すると，T細胞がキャリア部分を認識し，B細胞と共同して，抗ハプテン抗体を産生する．

　ハプテンにより抗原決定基の構造についての詳細な解析が可能になった．

　また，ハプテンによる抗体産生の実際例として，ペニシリンによるアナフィラキシーショックがあげられる．この場合，ペニシリンがハプテンとなり，体内のタンパク質がキャリアとなって，ペニシリン-キャリア複合体を形成する．これがアレルゲン（アレルギーの原因となる抗原のこと）となってアナフィラキシーを引き起こすと考えられる（☞8章）．

　また抗原には，抗体産生を誘導する時に（ヘルパー）T細胞の働きを必要とする**T細胞依存性抗原**（T cell-dependent antigens）と，T細胞がなくても抗体産生を誘導できる**T細胞非依存性抗原**（T cell-independent antigens）がある（☞5章 p.29〜36）

3 アジュバント　adjuvant

　免疫原性の低い抗原で免疫した場合，十分な免疫応答が得られないことがある．こういう時，**アジュバント**と一緒に抗原を生体に投与すると強い免疫原性が確保される．

　アジュバントとしては，鉱油を主成分としたフロイントの不完全アジュバント（Freund's incomplete adjuvant：FIA）や FIA に結核菌を加えた完全アジュバント（Freund's complete adjuvant：FCA）がよく使われる．その他，ミョウバン，エンドトキシン（細菌内毒素），百日咳菌などもアジュバントとして使われることがある．

　アジュバントの作用機構としては，次のことが考えられる．
1) 抗原を体内に長時間とどまらせ，抗体産生系細胞との接触の機会を増す．
2) 抗原の表面積を増し，抗原が抗原提示細胞に処理されやすくする．
3) 抗原注射部位に強い炎症反応を起こし，抗体産生系細胞を刺激する．

Chapter 3
抗 体

1 抗体と血清タンパク質

抗原と特異的に結合するタンパク質を**抗体**（antibody）という．抗体は，血清タンパク質中の γ-**グロブリン**（γ-globulin）**分画**中にある（図3－1，3－2）．抗体は，**免疫グロブリン**（immunoglobulin：**Ig**）と呼ばれ，現在，5つの**クラス**（class）に分けられている．

2 抗体の基本構造

免疫グロブリンの基本構造は2本の**重鎖**（heavy chains；**H鎖**）と2本の**軽鎖**（light chains；**L鎖**）からできている（図3－3）．

H鎖はIgのクラスに対応して5種類ある．すなわち γ，μ，α，ε，δ 鎖であり，**IgG**，**IgM**，**IgA**，**IgE**，**IgD**を構成している．L鎖には，κ および λ 鎖の2つがあるが，各クラスのIgに共通である．H鎖とL鎖および

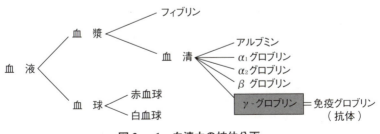

図3－1　血清中の抗体分画

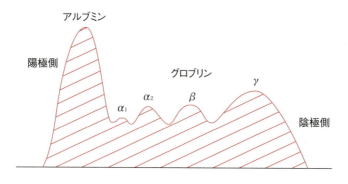

図3-2　血清タンパク質の電気泳動

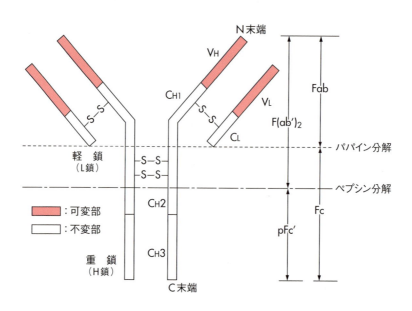

図3-3　免疫グロブリンの基本構造

H鎖とH鎖の間はジスルフィド結合（S-S結合）で結ばれている（図3-3）.

Ig分子には，個人標識としての遺伝形質があり，これにより発現される抗原構造を**アロタイプ**（allotype）と呼んでいる．いいかえると，個人により異なったアロタイプをもっていることになる．アロタイプを決めている領域はH鎖とL鎖上の**不変部**に存在する．

Ig分子をパパインで分解すると2つの**Fab**と1つの**Fc**領域に分けられる．Fabは抗原結合能があり，N末端側のアミノ酸の配列と構造により決定される．Igの1分子に2つのFabがあるので，Igの1分子には2つの抗原結合部が存在することになる．FabとFcの結合部は関節のように折れ曲がり，**hinge region**といわれている．Fc部分には補体や細胞表面上のFcレセプターに結合する領域がある．

一方，ペプシンで分解すると1つのF（ab'）$_2$と2つのpFc'ができる．

L鎖は214個のアミノ酸よりなり，分子量は20,000〜25,000である．N末端より，107位までのアミノ酸残基は**可変部**（variable region：**V領域**；V region）といわれ，抗体分子ごとに異なる．それよりC末端に至るまでは**不変部**（constant region：**C領域**；C region）といわれる．L鎖の可変部をV_L，不変部をC_Lと表す．可変部V_LとV_Hのアミノ酸配列を多くのものについて比較すると，ほとんど配列に差がない領域と著しく異なっている領域のあることがわかる．著しく異なっている領域は3カ所あり，**超可変部**（hypervariable region）という．この部分が抗原との結合部位になる．

H鎖は446個のアミノ酸よりなり，N末端より1〜121残基がV領

Memo

- **ベンス ジョーンズ タンパク質** Bence Jones（BJ）protein
  主として多発性骨髄腫やマクログロブリン血症の患者の尿中より高率に認められるタンパク質．50〜60℃の熱処理で凝固し，90〜95℃で再溶解する．BJタンパクは，免疫グロブリンのL鎖と同一である．

- **FabとFcの名称の由来**
  Fabは antigen-binding fragment に由来しており，Fcは crystallizable fragment に由来している．

域，それよりC末端までをC領域とし，V_H，C_Hとして表す．C_Hはさらに**C_H1**，**C_H2**，**C_H3**の各ドメイン（domains）に分けられる（☞p.13, Memo）．それぞれのドメインは類似の構造を示している（図3－4）．各ドメインは約110のアミノ酸残基からできている．

　V_LやV_Hは，抗原特異性を決定しており，個々のIgに特有の抗原構造をしている．これをIgの**イディオタイプ**（idiotype）という．

　また，同一個体の中で，異なったクラスあるいはサブクラスを区別する

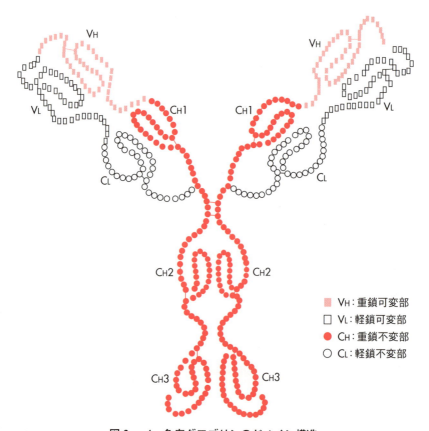

図3－4　免疫グロブリンのドメイン構造
（Fudenberg 他：Basic & Clinical Immunology, 1982 より）

> **Memo**
>
> ・ドメイン　domain
> 　ポリペプチドは，アミノ酸が長く連なった1本の鎖でできている．しかし，これらは，S-S結合などにより折りたたまれ，複雑な高次構造をとる．そして，1つのポリペプチド分子の中にいくつかの高次構造のかたまりができることがある．このかたまりを一般にドメイン（domain）と呼ぶ．

ような抗原構造を**イソタイプ**（isotype）という．いいかえると，イソタイプの特異性により，免疫グロブリンを**クラス**（IgG，IgM，IgA，IgE，IgD），**サブクラス**（subclass）（IgG1，IgG2…など）に分類することができる．

3　免疫グロブリンの種類

A.　IgG

　IgGの分子量は約16万であり，正常人では，血清中の濃度は約1,200mg/dlである．胎盤通過性があるので，新生児では母親のIgGがあるが，約3〜6カ月で消失する．ヒトのIgGのサブクラスとしてIgG1，IgG2，IgG3，IgG4があるが，これはH鎖のγ鎖にγ1，γ2，γ3，γ4の4つの種類が存在することによる．IgG1は60〜70%，IgG2は14〜20%，IgG3は4〜8%，

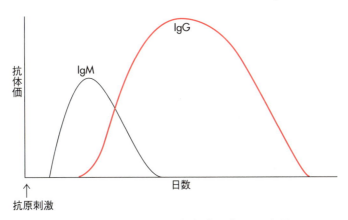

図3−5　抗原刺激後の免疫グロブリンの出現

IgG4 は 2〜6％を占めている.

　IgG は一般に IgM より遅れて出現する抗体である（図 3 − 5）．IgG は補体に対する結合能をもっているが IgG3，IgG1，IgG2 の順で弱くなる．IgG4 には補体結合能はない．マクロファージに対する結合能は IgG1 と IgG3 が強い．

B. IgM

　IgM は分子量約 100 万であり，正常人の免疫グロブリンの 10％を占める．IgM の H 鎖は μ 鎖である．初期に血中に出現する抗体である．通常，5 量体(pentamer)の形で存在する(図 3 − 6)．それぞれの Fc 部分は **J 鎖**(joining chain：J chain) により結合されている．IgM 分子には多くの抗原結合部があるので，IgG に比較して，赤血球凝集能，細菌凝集能，溶血能，殺菌能などは高い．また，IgM の補体結合能は強い．

　IgM に属する抗体として，同種赤血球凝集素，寒冷凝集素，異種好性抗体，リウマチ因子などがあげられる．

　IgM は前述したように抗原刺激後，IgG より早い時期（3 日前後）より出現するが，短期間で下降していく．また，個体発生的にも初期に産生される Ig である．

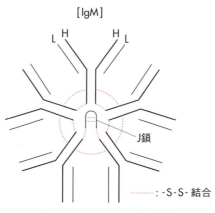

図 3 − 6　**IgM の基本構造**

C. IgA

　IgA には**血清 IgA** と**分泌型 IgA** の2つがある．血清 IgA は全体の IgA の 10～20％を占めているにすぎない．血清 IgA の分子量は約 17 万であり，IgA の H 鎖は α 鎖である．α 鎖には α_1 と α_2 の2つのサブクラスがある．

　一方，分泌型 IgA は外分泌液中（唾液，涙，気管支分泌液，鼻汁，前立腺液，膣分泌液，腸管分泌液）に含まれており，それぞれの局所粘膜における防御機能を担っている．分泌型 IgA は2量体の形で存在しており，分子量は 39 万である．分泌型 IgA には**分泌成分**（secretory component：**SC**）と J 鎖（joining chain）が結合している（図3-7）．SC は分子量が 75,000 の糖タンパク質で，分泌型 IgA の Fc 部分に結合している．SC は粘膜上皮細胞で産生される．J 鎖は分子量約 15,000 の糖タンパク質で，粘膜下組織の形質細胞で産生される．

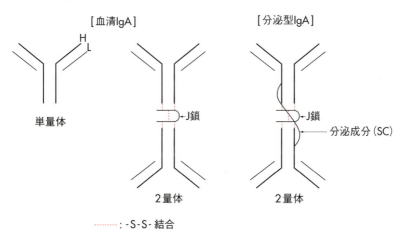

図 3-7　IgA の基本構造

D. IgE

　IgE は分子量が約 19 万で，H 鎖として ε 鎖をもっている．ε 鎖の分子量は 75,000 で，しかも5つのドメインからできているという特徴がある．IgE は気道，消化管粘膜，リンパ節などの局所でつくられる．全血清中の免

疫グロブリンの0.004%を占める．

　I型アレルギーを起こすいわゆるレアギン抗体であり，組織中の肥満細胞や末梢血中の好塩基球と結合し，細胞表面上でアレルゲンと反応して即時型アレルギーを起こす．IgEの血中濃度は0.03mg/dlであり，ラジオイムノアッセイによりはじめて検出することができる．*in vivo*のIgE検出法として，Prausnitz-Küstner（P-K）反応（☞ p.86）が知られている．

　一般にIgEは補体を結合しないといわれている．

E. IgD

　IgDは，分子量約19万で，H鎖としてδ鎖をもっている．全血清中の免疫グロブリンの0.2%を占めている．末梢血中のリンパ球の膜表面に存在している．IgDの正確な生物学的機能についてはよくわかっていない．

　以上，IgG，IgM，IgA，IgE，IgDについて説明をしたが，それらの主な事項を表3－1にまとめておく．

表3－1　各Igの特徴

クラス	IgG	IgM	IgA	IgE	IgD
サブクラス	IgG1，IgG2，IgG3，IgG4		IgA1，IgA2		
分子量	16万	100万	17万	19万	19万
H鎖	γ1，γ2，γ3，γ4	μ	α1，α2	ε	δ
L鎖	κ, λ	κ, λ	κ, λ	κ, λ	κ, λ
分子の構成	$\gamma_1\kappa_2, \gamma_2\kappa_2, \gamma_3\kappa_2, \gamma_4\kappa_2$ $\gamma_1\lambda_2, \gamma_2\lambda_2, \gamma_3\lambda_2, \gamma_4\lambda_2$	$(\mu_2\kappa_2)_5$ $(\mu_2\lambda_2)_5$	$(\alpha_1\kappa_2)_{1-2}, (\alpha_2\kappa_2)_{1-2}$ $(\alpha_1\lambda_2)_{1-2}, (\alpha_2\lambda_2)_{1-2}$	$\varepsilon_2\kappa_2$ $\varepsilon_2\lambda_2$	$\delta_2\kappa_2$ $\delta_2\lambda_2$
正常血清中濃度 mg/dl	1200	130	200	0.03	3
全免疫グロブリンの%	80	10	10〜20	0.004	0.2

Chapter 4
免疫担当器官と免疫担当細胞

1 免疫担当器官

　ヒトでは，免疫に関与している器官としては，脾臓と胸腺がある．また，全身に分布している多くのリンパ節やリンパ組織（扁桃，腸のPeyer板など）も免疫あるいは生体防御を担う重要な器官の1つである．
　さらに，すべての血液系の細胞の元になる幹細胞を作り出している骨髄も，免疫機能に不可欠である．胎児期には，肝臓も造血器官として重要な役割を果たしている．

A. リンパ節 lymphnode

　輸入リンパ管（afferent lymphatics）はリンパ節のsubcapsular sinusに入り，中心部に向かう．やがて輸出リンパ管（efferent lymphatics）となって，胸管（thoracic duct）あるいは右リンパ管（right lymphatic duct）に注がれる．
　リンパ節の構造は休止期と抗原の刺激時とでは異なる．休止期では皮質（cortex），傍皮質（paracortex），髄質（medulla）の3つに分けることができる．皮質と傍皮質の境界はあまり明瞭ではなく，多くの休止状態のリンパ球が含まれている．皮質には一次ろ胞（primary follicles）があり，そこにはリンパ球の集合がみられる．傍皮質には後毛細管性小静脈（postcapillary venules）があり，その周囲には立方上皮細胞が並んでいる．髄質は門（hilum）を取り囲む結合組織からできている．
　一方，抗原で刺激されたリンパ節ではリンパ球の代謝回転は早くなって

おり，皮質では胚中心（germinal center）がみられ，活性化された分裂期の細胞がつまっている．傍皮質は肥大し，大リンパ球（large lymphocytes）や幼若化したリンパ球が含まれている．髄質には，抗体産生細胞である形質細胞（プラズマ細胞；plasma cells）がみられる（図4－1）．

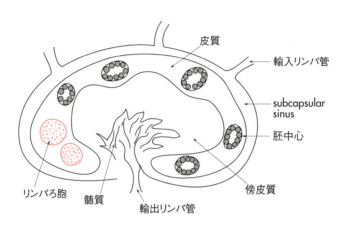

図4－1　リンパ節の構造

B. 胸　腺　thymus

　胸腺は発生学的には第3および第4鰓嚢（pharyngeal pouch）に由来している．胎齢第6週に上皮が周囲の間質の中にくびれこんでできる．胸腺は体の中で最も活発に細胞を生産しているところである．成人の胸腺では多くの小葉（lobules）がみられる．この小葉中には皮質と髄質がある．皮質で分裂・増殖したリンパ球の90％は胸腺の中で死滅する．生き残ったリンパ球は髄質へ移行し，さらに分化してT細胞になる．髄質にはハッサル小体（Hassall's corpuscles）と呼ばれる上皮性細網細胞の同心円層状構造があるが，その機能はわかっていない．

　胸腺は生下時あるいはその直後が最大であり，しだいに退縮（involution）していき，脂肪組織に置き換えられる（☞ p.175, 176）．

胸腺の発達の障害により,免疫不全症(immunodeficiency)を起こす.また,新生期の胸腺摘出によっても免疫不全が起こる.
　自己免疫病(autoimmune diseases)では胸腺の形態学的異常がみられる.特に,重症筋無力症(myasthenia gravis)やSLEでは胸腺の肥大(hyperplasia)や胸腺腫(thymoma)を伴っていることが多い.

C. 脾　臓 spleen

　脾臓の構造は大きく白脾髄(white pulp)と赤脾髄(red pulp)に分けられる.
　赤脾髄は大量の赤血球を含んでいて赤くみえる.細網内皮と呼ばれる洞内皮細胞により縁どられた複雑に迂曲した洞(splenic sinus)からなっている.
　白脾髄は胚中心を含むリンパろ胞(follicle)と(細)動脈周囲リンパ組織鞘(periarteriolar lymphatic sheath)からできている.リンパろ胞の周辺にはろ胞周辺帯(perifollicular zone)と呼ばれ,粗な細網組織からなる.この中にリンパ球やマクロファージがつまっている(図4－2).

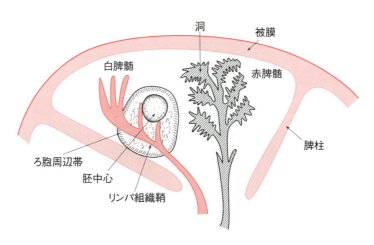

図4－2　脾臓の構造

2 免疫担当細胞　immunocompetent cells

　抗体を産生したり，感作リンパ球を誘導したりするような，直接免疫に関与している細胞を免疫担当細胞（immunocompetent cells）という．この中には**リンパ球**（lymphocytes）と**マクロファージ**（macrophages）が含まれる．また，直接免疫に関係していないが，生体防御に重要な役割を果たしているそのほかの白血球（leukocytes）（好中球または多形核白血球 neutrophils or polymorphonuclear leukocytes），好塩基球（basophils），好酸球（eosinophils）についてもここで述べる．

　すべての骨髄系の細胞（白血球，赤血球，血小板）は，骨髄中の幹細胞（stem cells）から分化して生じる（図4-3）．これらの細胞の分化にはさまざまなサイトカイン（cytokines）が関係している．

　以下にそれぞれの白血球成分について説明していく．一般にヒト白血球は，細胞膜表面上にある抗原物質により分類される．この抗原の分類法に**CD分類**がある．CDは，cluster of differentiation の略で，ヒト白血球の分化の段階に応じて出現してくる抗原である．現在約360種類が知られている（☞資料）．

A. リンパ球　lymphocytes

　リンパ球は骨髄中の多能性幹細胞（pluripotent stem cells）から分化してきたものである．この幹細胞は1つは胸腺（thymus）にいく細胞と，もう1つはブルザ相当器官に入るものの2通りに分かれる．胸腺に入った細胞はそこで増殖・分化しいわゆる**Tリンパ球**（**T細胞**；T cells）になる．一方，ブルザ相当器官（bursa-equivalent organ）に入ったリンパ球は増殖・分化して**Bリンパ球**（**B細胞**；B cells）となる（図4-4）．ブルザ相当器官は鳥類ではファブリキウス囊（bursa of Fabricius）であるが，哺乳類では扁桃，虫垂，Peyer板であると思われる．

　これらのTおよびBリンパ球は，抗原の刺激を受けることによりさらに分化し，抗体産生細胞や遅延型過敏症に関与するTリンパ球などになる．

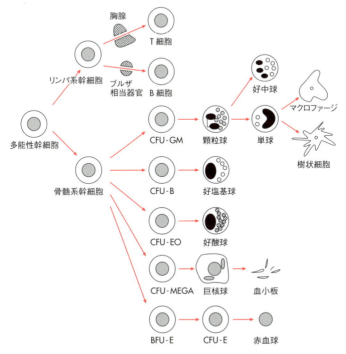

図4-3 ヒト造血細胞の分化

CFU-GM：granulocyte-macrophage colony-forming units 顆粒球およびマクロファージに分化しうる前駆細胞
CFU-EO：colony-forming units, eosinophil 好酸球系前駆細胞
CFU-MEGA：megakaryocyte colony-forming units 巨核球系前駆細胞
BFU-E：burst-forming unit, erythroid 前期赤芽球系前駆細胞
CFU-E：colony-forming units, erythroid 後期赤芽球系前駆細胞

　T細胞はさらにいくつかのサブセット（subsets）に分けられている．この中には**ヘルパーT細胞**（helper T cells），**細胞傷害性T細胞**（cytotoxic T cells：Tc）（または細胞傷害性Tリンパ球 cytotoxic T lymphocytes，キラーTリンパ球 killer T lymphocytes），**制御性T細胞**（レギュラトリーT細胞；regulatory T cell, Tr）などがある．ヘルパーT細胞は，さらに，1型ヘルパーT細胞（Th1），2型ヘルパーT細胞（Th2），17型ヘルパーT細胞（Th17

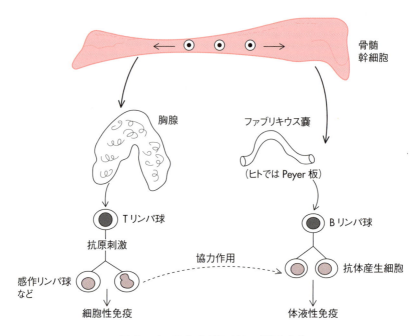

図 4-4 T および B リンパ球の分化
(Roitt : Essential Immunology. 1980 より改変)

表 4-1 T 細胞および B 細胞の臓器内分布

臓器	T 細胞（％）	B 細胞（％）
末梢血	55〜75	15〜30
骨髄	＜25	＞75
リンパ	＞75	＜25
リンパ節	75	25
脾臓	50	50
扁桃	50	50
胸腺	＞75	＜25

に分かれる（☞p.110）．

特殊なリンパ系の細胞として，**ナチュラルキラー細胞**〔natural killer（NK）cells〕などがある．これらはB細胞でもT細胞でもないという意味で**非T非B細胞**（non T non B cells）あるいはT細胞もB細胞のマーカーもみられないことから **null cells** といわれている．

1）T細胞とB細胞の識別

T細胞とB細胞を形態学的に区別することは，かなり困難なことである．しいていえばT細胞のほうが大きく，比重も大きい．細胞表面の微絨毛は少なく，ナイロンウールなどに対する付着性も低い．

細胞表面上の抗原やレセプターはT細胞とB細胞ではかなり異なっている．すなわち，マウスT細胞では，Thy1抗原，TL抗原，Lyt抗原などが陽性である．一方，マウスB細胞ではC3レセプター，細胞表面Ig（cell surface Ig），Lyb抗原が陽性である．

これに対し，ヒトT細胞ではEレセプター（CD2）やCD3が存在し，ヘルパーT細胞ではCD4が，細胞傷害性T細胞ではCD8抗原が存在している（☞資料）．

その他，PHA（phytohemagglutinin）やCon A（concanavalin A）による幼若化（blastogenesis）はT細胞にみられるが，LPS（lipopolysaccharide）や抗Ig血清による幼若化はB細胞に特異的である．

T細胞とB細胞の各組織での分布を表4-1に示しておく．

2）T細胞およびB細胞抗原レセプター

B細胞の細胞膜には免疫グロブリン（Ig）があり，これ自体が抗原レセプターとなっている（図4-5）．ただしこの場合，それぞれのIgは単量体をとっている．およそ$0.5 \sim 1.5 \times 10^5$分子のIgが膜表面に存在している．抗原と膜表面Ig（レセプター）とが結合し，反応・増殖した時，膜表面Igと同じIg（抗体）を産生するようになる．したがって，1つのB細胞には1種類の抗原レセプターしかなく，抗体産生細胞は1種類のIgだけを分泌することになる．

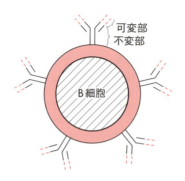

図4-5　B細胞抗原レセプター

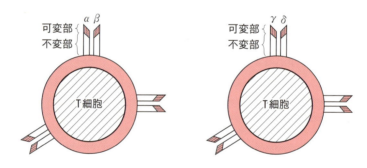

図4-6　T細胞抗原レセプター

　一方，T細胞の膜表面にも抗原と特異的に結合するT細胞抗原レセプターが存在している．このレセプターもIgの構造に類似している．すなわち，α と β 鎖あるいは γ 鎖と δ 鎖の2本鎖構造をとっており，それぞれに可変部（V region）と不変部（C region）が存在する（図4-6）．さらに，γ 鎖と δ 鎖でできたレセプターをもつT細胞は，α β 鎖の2本鎖のレセプターをもつT細胞よりも幼若であるとされている．

3）B細胞の分化

　すべてのB細胞は，骨髄中の幹細胞から分化する．幹細胞からまずpre-pre-B細胞に分化する．この段階で，免疫グロブリン遺伝子のDJ領

域の再構成が起こる（☞ p.43 7.抗体の多様性）．次いで，pre-B 細胞へと分化するが，このとき VDJ の再構成が起こる．L 鎖の遺伝子の再構成が起こると，μ 鎖と結合して B 細胞抗原レセプターとして発現するようになる．1 個の細胞は，1 つの特異性をもつ抗原レセプターだけを発現する．IgM を発現しているとき，自己物質に対する抗原レセプターをもった細胞（クローン）は排除される（☞ p.41 抗体産生の理論）．この段階までは骨髄内で起こるが，次いで末梢に移行し，B 細胞になる．

　抗原刺激があると，B 細胞は活性化され，抗体産生細胞に分化する．最初は，IgM 産生細胞であるが，やがて IgD 産生細胞に，次いで IgG，IgA, IgE 産生細胞に分化していき，いわゆるクラススイッチが起こる（☞ p.30 図 5 − 2, p.35 B 細胞の抗体産生細胞への分化, p.46 8.免疫グロブリンのクラススイッチの機構）．

4）T 細胞の分化

　T 細胞の分化は，胸腺内で営まれる．骨髄幹細胞は，まず胸腺皮質に入り，そこで分裂・分化し，やがて髄質に移行する．そこで成熟して，末梢に放出される．胸腺内では未熟 T 細胞の 3％だけが，成熟して末梢に出ていき，残りの 97％は胸腺内で死滅してしまう．

　胸腺内での T 細胞の分化過程では，まず T 細胞抗原レセプター（TCR）の再構成が起こる．最初は γ，δ，β 鎖の再構成が，遅れて α 鎖の再構成が起こる．そして，発現するのは，γ，δ 鎖が，次いで β 鎖，最後に α 鎖の順である．したがって，$\gamma\delta$ T 細胞が先に出現し，次に $\alpha\beta$ T 細胞が出現することになる．この頃より，$CD4^-8^-$ 細胞から $CD4^+8^+$ 細胞に分化し，さらに $CD4^+8^-$ 細胞あるいは $CD4^-8^+$ 細胞に分かれていく（図 4 − 7）．

　さらに自己 MHC クラス I またはクラス II 抗原と抗原エピトープとの複合体が TCR により認識されるので，自己 MHC 抗原を発現している T 細胞だけを胸腺内で増殖させる必要がある．これを正の選択（positive selection）という．これに対して，自己抗原と反応するような TCR をもっ

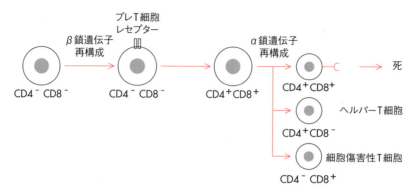

図4-7 T細胞の分化

たT細胞は排除される．これを負の選択（negative selection）という．このような2つの選択により，大部分の未熟T細胞が死滅することになる．

最近，胸腺外（腸管，肝，骨髄）で，分化するT細胞のあることがわかってきた．これらの細胞は，NK細胞とT細胞の両方の性質をもつ細胞で，NK-T細胞が主である．系統発生的には未分化な細胞である．T細胞抗原レセプターとしては，αβ型とγδ型がある．特に腸管で分化するT細胞ではγδ型が多いといわれている．

B. マクロファージ macrophages および樹状細胞 dendritic cells

マクロファージもやはり骨髄中の幹細胞に由来する．骨髄内でmonoblastsをへて，前単球（promonocytes）から**単球**（monocytes）へと分化していく．末梢血中では単球の形で存在する．組織中に入るとマクロファージになる．結合組織では**組織球**（histiocytes），肝臓では**クッパー細胞**（Kupffer's cells），肺では**肺胞マクロファージ**（alveolar macrophages），骨では**破骨細胞**（osteoclasts）と呼ばれている．

マクロファージの主な機能はガラス壁への付着（adherence to glass），小粒子（0.1μm以下）の取り込み（**ピノサイトーシス**；pinocytosis），大粒子（0.1μm以上）の取り込み（**貪食作用**；phagocytosis）である．マクロファージ

の表面には IgG_1 と IgG_3 を認識するレセプターがある．ここには免疫グロブリンの C_H3 が結合する．また，C3 レセプターも細胞表面上に存在する．

　マクロファージの細胞表面の抗原としては CD11b，CD12，CD13，CD14，CDw18，CD31，CD35，CD36，CDw65，CD68 などがある．

　樹状細胞（dendritic cell）は，その形態が樹枝状であることから名づけられている．この細胞の大きな機能として，抗原の認識と処理がある．細胞表面上に結合してきた抗原を分解し，ヘルパー T 細胞に抗原情報を伝えることにより免疫応答を開始させる．すなわち，**抗原提示細胞**（antigen presenting cells：APC）（またはアクセサリー細胞；accessory cells；A cells）としての性格をもつ．

C. 好中球 neutrophils

　ヒト末梢血中の白血球のうち，**顆粒球**（granulocytes）は顆粒（granules）の染色性により，好中球，好塩基球，好酸球に分けられる．

　好中球は**多形核白血球**（polymorphonuclear leukocytes）とも呼ばれ，ヒトの末梢血では約 60％を占める．核は 3〜5 個に分葉しており，貪食作用がある．好中球の顆粒は，**一次顆粒**（primary granules）と**二次顆粒**（secondary granules）に分けられる．一次顆粒には酸性水解酵素（acid hydrolase），ミエロペルオキシダーゼ（myeloperoxidase），リゾチーム（lysozyme），陰極性タンパク質（cationic protein）が含まれている．二次顆粒にはラクトフェリン（lactoferrin）とリゾチームが含まれている．好中球のもっている食菌作用はこれらの酵素類が大きく関与している．80〜90％は二次顆粒である．好中球の寿命は短く 6〜20 時間である．好中球の細胞表面上には C3 レセプターおよび Fc レセプターが存在する．

D. 好塩基球 basophils

　末梢血中にあるときは好塩基球と呼ばれるが，組織中では**肥満細胞**（mast cells）と呼ばれる．好塩基球の顆粒にはヘパリン（heparin）やヒスタミン（histamine）が含まれており，即時型アレルギーを引き起こす．好塩基球の表面上には IgE の Fc 部分と結合するレセプターが存在する．

E.　好酸球 eosinophils

　好酸球は末梢血中に約2～5％含まれている．好酸球の顆粒は二次顆粒である．顆粒中には，major basic protein（MBP），好酸球ペルオキシダーゼ（EPO），好酸球由来神経毒（eosinophil-derived neurotoxin：EDN）および好酸球陰極性タンパク質（eosinophil cationic protein：ECP）の4つのタンパク質が含まれている．このうち，MBP，EPO，ECPは寄生虫を障害するといわれている．また，貪食作用ももっている．寄生虫に対する感染防御や即時型アレルギーに大きな役割を果たしている．

Chapter 5
免疫応答とその調節

1 抗体産生機構

A. T依存性抗原に対する抗体産生

　生体が抗原の刺激を受けると，抗原はまず樹状細胞で処理される．そして，樹状細胞はその膜上で抗原の情報をヘルパーT細胞に提示する．樹状細胞は**抗原提示細胞**（antigen presenting cell：APC）あるいはaccessory cells（A細胞；A cells）といわれている．抗原情報を受け取ったヘルパーT細胞は次いでB細胞に情報を伝達する．B細胞はこの刺激により，増殖・分化し，抗体産生細胞（形態学的には形質細胞；plasma cells）になっていく（図5-1）．

　B細胞が各クラスの抗体産生細胞へと分化するのは図5-2のとおりである．すなわち，前駆細胞（precursor cells）から，まずIgM産生細胞になり，次いでIgD産生細胞，IgG，IgA，IgE産生細胞へと分化していく．

B. APCでの抗原情報処理

　抗原物質は異物と認識されると，まずファゴサイトーシス（phagocytosis）あるいはピノサイトーシス（pinocytosis）により，細胞内に取り込まれる．エンドソーム（endosome）内に取り込まれた抗原物質はさらにリソソーム（lysosome）の放出するタンパク質分解酵素により分解される．これによりできた抗原ペプチドとリボソーム上で合成されたMHC（major histo-compatibility complex ☞ 10章）クラスⅡ抗原がエンドソーム内で複合体を

形成する．さらにこの複合体は，APC の膜表面上に表出される（図 5 − 3）．

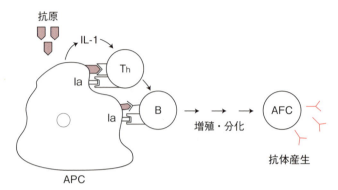

図 5 − 1　抗体産生の概念

APC：抗原提示細胞　　　　AFC：抗体産生細胞
Th：ヘルパー T 細胞　　　　　　　（形質細胞）
B：B 細胞　　　　　　　　IL-1：インターロイキン 1

図 5 − 2　B 細胞の増殖・分化とクラススイッチ

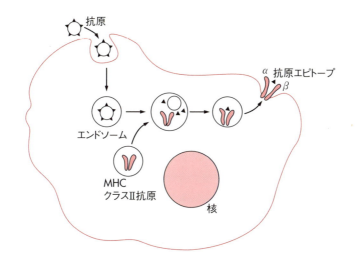

図5−3　APCでの抗原情報処理

C. ヘルパーT細胞による抗原認識

　APCからヘルパーT細胞に抗原の情報が伝達される機構は次のように考えられる．すなわち，APCの膜上で形成されたMHCクラスⅡ抗原/抗原複合体とその抗原特異的なT細胞抗原レセプターをもつヘルパーT細胞とが結合することにより行われる（図5−4）．ヘルパーT細胞はこのようにMHCクラスⅡ抗原/抗原複合体を認識することから，これを**MHC拘束**（MHC restriction）という．またこのAPC上のMHCクラスⅡ抗原/抗原複合体とT細胞抗原レセプターが結合する時，CD4とクラスⅡ抗原が結合する．さらに，さまざまな**接着分子**（adhesion molecules）同士が補強的に結合することにより，抗原情報の伝達がより確実なものになる．これらの接着分子同士間の結合としては，**LFA**（lymphocyte-function-associated antigen）**-3**（CD58）と**LFA-2**（CD2），**ICAM**（intercellular adhesion molecule）**-1**（CD54）と**LFA-1**（α：CD11a，β：CD18）があげられる．

　またT細胞抗原レセプターにMHCクラスⅡ抗原/抗原複合体が結合すると，T細胞抗原レセプターに結合しているCD3分子を介してシグナルが

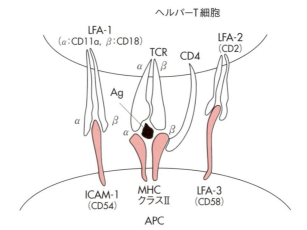

図5−4 ヘルパーT細胞による抗原の認識

細胞内に伝えられ，ヘルパーT細胞が活性化されていく．

D. 抗原レセプターからのシグナル調節機構

　ヘルパーT細胞上のT細胞抗原レセプターにMHC抗原複合体が結合すると，そのシグナルは，T細胞抗原レセプターと会合しているCD3複合体を介して，伝えられる．そして，細胞内のさまざまなシグナル伝達系を通して，T細胞の機能が発現されていく．T細胞抗原レセプターを含むCD3群には，さまざまな遺伝子産物が会合している．その中のFynチロシンキナーゼと，CD4に会合しているLckチロシンキナーゼとCD45がお互いに接近することにより，それぞれが活性化される．その結果，ZAP-70が活性化され，さらにPLCγが活性化されることにより，ホスファチジル・イノシトール・2リン酸からイノシトール・3リン酸とジアシルグリセロールが生成される．このことによって，カルモジュリン系が活性化される．

　また別経路として，Vav，Sosなどが活性化され，さらにRasタンパク質が活性化されることによって最終的にMAPキナーゼが活性化される．さらに，AP-1やNFATなどの転写因子が活性化される．これらの因子は，T細

胞の増殖や分化に関与しており，また，さまざまなサイトカイン遺伝子の上流部に結合することによって，サイトカインの発現を誘導する（図5－5）．

　B細胞抗原レセプターに抗原が結合することによっても，ほぼ同じような複雑なシグナル伝達が行われる．そして，最終的にNF-κBが活性化されることにより，免疫グロブリンL鎖，インターロイキン2，インターロイキン2レセプター，インターロイキン6レセプター，インターフェロンなどの遺伝子発現の調節にあずかっているのである．

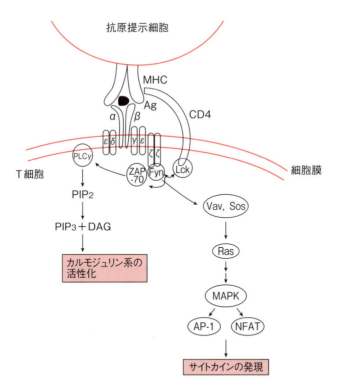

図5－5　T細胞活性化のシグナル伝達

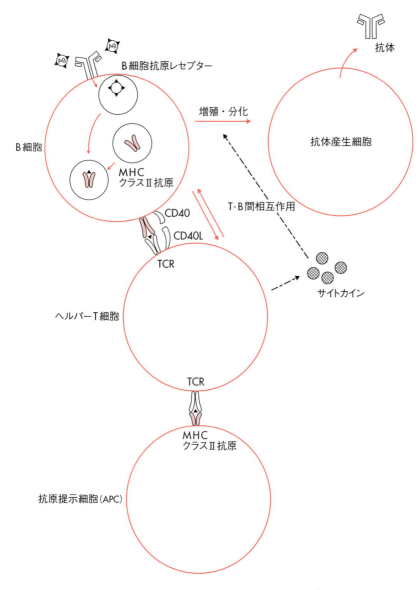

図5-6 T-B間相互作用

E. T-B 細胞間相互作用と抗体産生細胞への分化

　ヘルパーT細胞に抗原情報が伝達されると，次にB細胞に抗原情報が伝達される．この場合，次のような機構が考えられる．まず，B細胞の膜表面上の抗原レセプターと抗原が結合する．するとAPCと同じようにB細胞は抗原を処理し，MHCクラスⅡ抗原との複合体を形成し，B細胞の膜表面上に表出する（図5-6）．この複合体は，すでにAPCにより活性化されたヘルパーT細胞上の抗原レセプターと結合し，T細胞を刺激する．さらに，T細胞はCD40リガンドを発現し，これとB細胞のCD40が結合する．このことにより，B細胞内に刺激が伝わり，またT細胞から分泌されたサイトカインが，B細胞のサイトカイン・レセプターに結合することにより，B細胞が刺激される．これらの一連の刺激により，B細胞は，抗体産生細胞へと分化する．

F. B 細胞の抗体産生細胞への分化

　ヘルパーT細胞より抗原情報を受け取ったB細胞は，増殖・分化をし始めやがて抗体産生細胞へと分化していく．抗体産生細胞は形態学的には形質細胞と一致する．最初は，IgM産生細胞となる．やがてさらに分化することによりIgD産生細胞をへて，さらにIgG，IgA，IgE産生細胞になっていく．このように抗体産生細胞の抗体のクラスがつぎつぎと変わっていくことを**クラススイッチ**（class switch）という（☞図5-2）．B細胞が抗体産生細胞に分化するのに，IL-4，IL-5，IL-6などのいくつかのサイトカインが関与している（図5-7）．

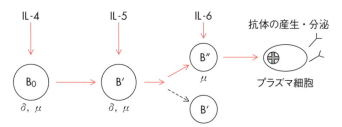

図5-7　B細胞の増殖・分化とインターロイキン

G. T非依存性抗原に対する抗体産生

T非依存性抗原ではB細胞が抗体産生細胞に分化するのにT細胞を必要としない．また，これらの抗原のあるものはマクロファージをも必要としない．

一般に，T非依存性抗原の特徴は，次のとおりである．

1) 大きい重合した分子であって，繰り返しの構造をもっている．
2) マイトジェニック（mitogenic）な作用があり，B細胞の分裂を促す．

H. スーパー抗原

免疫学的な特異性を超えて，幅広いT細胞群を刺激する抗原である．通常の抗原エピトープは，図5－4のようにMHCクラスⅡ抗原と複合体を作り，対応するT細胞抗原レセプターに結合することにより，抗原の認識がなされる．しかし，スーパー抗原は，T細胞抗原レセプターのβ鎖のV領域（Vβ）とMHCクラスⅡ抗原が図5－8のように結合することにより，T細胞を活性化する．したがって抗原特異性には関係なく，さまざまな特異性をもったT細胞をも活性化することができる．

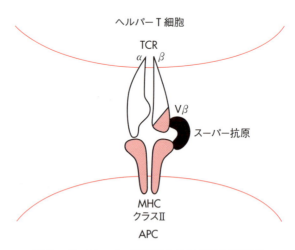

図5－8　スーパー抗原によるT細胞の活性化

スーパー抗原としては，ブドウ球菌エンテロトキシン群，トキシックショック毒素，レンサ球菌発熱性外毒素などの細菌外毒素やレトロウイルスの末端反復構造にコードされるタンパク質があげられる．

2 一次免疫応答と二次免疫応答

抗原で生体を刺激すると，最初にIgMが，次いでIgGが産生されてくる．最初の抗原の刺激によって起こってくる免疫応答を**一次免疫応答**という．再度，同じ抗原で刺激すると，一回目の抗原刺激よりも早く，より強い抗体の産生がみられる．これを**二次免疫応答**という（図5−9）．二次免疫応答は**既往症反応**ともいう．

二次免疫応答が起こる機構としては，一次免疫応答時に**メモリー（記憶）細胞**（memory cells）が出現することによる．記憶細胞は長寿命の細胞であり，ごく少量の抗原と接触することにより急激に増殖し，抗体産生細胞

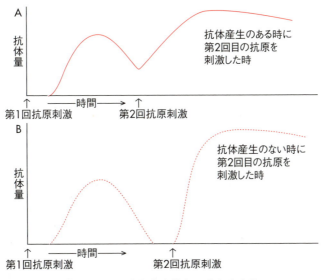

図5−9 一次免疫応答と二次免疫応答
（武谷健二他：微生物学．医学書院，1981より改変）

へと分化していくものと考えられている．メモリー細胞は抗体産生細胞についてだけでなく，T細胞についてもあるといわれている．

3 抗体産生調節機構

抗体産生の調節機構は複雑であり，完全に解明されているわけではない．

A. ヘルパーT細胞（Th）

ヘルパーT細胞による抗体産生調節機構には，IL-2, IL-3, IL-4, IL-5, IL-6（☞ p.101, 102）を分泌し，これらが，B細胞が抗体産生細胞へ分化するのを促進することにより抗体産生を高めることが考えられる．

抗体産生機構のところでも述べたように，ヘルパーT細胞が抗原を認識する場合は，MHCクラスⅡ抗原が同一である抗原提示細胞（APC）上で行われる必要がある．抗原認識をしたヘルパーT細胞からB細胞に抗原情報が伝えられ，B細胞が抗体産生細胞へ分化していく．したがって，ヘルパーT細胞は抗体産生増強を行うように働きかける．

B. 制御性T細胞（Tr）

制御性T細胞の役割は免疫応答を抑制するように働く．この場合，制御性T細胞が，B細胞あるいはヘルパーT細胞に抑制をかける．制御性T細胞の抑制機構については，まだ不明な点が多い．機構の一部として，Trが，抑制性サイトカインであるIL-10やTGFβを産生することが知られている．

いずれにしても，ヘルパーT細胞と制御性T細胞により免疫応答が微妙に調節されているのである．

C. 活性化マクロファージ

マクロファージの仲間の樹状細胞は，抗原提示細胞（APC）としての役割があり，免疫応答を誘導する．しかし，マイトジェンなどで活性化されたマクロファージは，逆に免疫応答を抑制することが知られている．

D. イディオタイプネットワーク

Jerne により提唱されたものに **idiotypic network theory** がある．すなわち，リンパ球のクローンには特異抗原と相補的なレセプターがある．このレセプターの本体は免疫グロブリンの可変部であり，イディオタイプとして抗原性をもっている．このイディオタイプに対する抗イディオタイプ抗体が生体中に存在する．さらに，抗イディオタイプ抗体に対する抗抗イディオタイプ抗体があり，次々と抗…抗イディオタイプ抗体というように無数に存在することになる．これらが生体内で network を形成している．もし，抗原による刺激があると，これらの network が形成されることにより，反応のフィードバックが起こり，抗体産生が調節されているものと考えられる（図 5 − 10）．

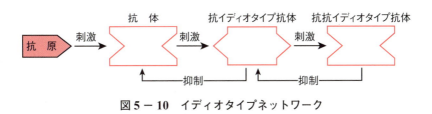

図 5 − 10　イディオタイプネットワーク

E. 免疫応答に関与する遺伝子（☞ 10 章）

主要組織適合遺伝子領域内には，**免疫応答遺伝子（Ir 遺伝子）** や **免疫抑制遺伝子（Is 遺伝子）** などが存在することが知られている．Ir 遺伝子は Ia 抗原として APC 上に発現され，抗原情報の伝達にかかわっているものと考えられる．

ヒトの Ir 遺伝子に相当するものとしては HLA-DR が考えられている．

以上のように，さまざまな抗体産生調節機構が働いている．これらを図 5 − 11 にまとめて示した．

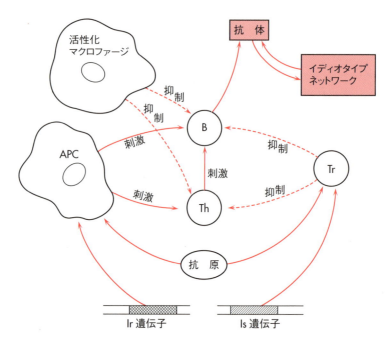

図5－11　抗体産生調節機構

4　抗体産生の理論

　抗体産生の理論を説明するのにクローン選択説（clonal selection theory）がある．生体内には，あらかじめ多くのクローンという特異な抗体を産生する細胞が備わっている．今ある抗原が生体内に侵入したとすると，それに特異的なクローンだけが増殖・分化し，抗原に特異性をもった抗体を産生する細胞に増殖・分化する．すなわち，抗原によって，ある決まったクローンが選択的に増殖・分化していくことにより特異的な抗体が産生されるのである（図5－12）．

　クローン選択説では，自己の物質に対しては，胎生期にクローンと接触することによりクローンは除去されてしまい（**禁止クローン**），非自己物質に対する抗体産生クローンだけが残ると考えられる．したがって，生後，自己物質に対して抗体を産生するというようなことはない．もし，この過程に異常が起これば，生後にも自己物質に対する抗体ができるようになる．これが自己免疫病の1つと考えられる（☞14章）．

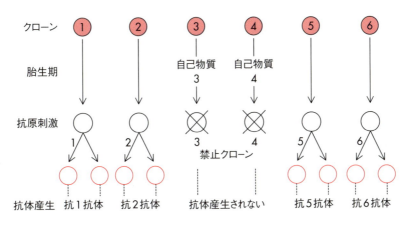

図5－12　抗体産生の理論（クローン選択説）

> **Memo**
>
> - **側鎖説** Seitenkettentheorie と **鋳型説** template theory
>   側鎖説は P. Ehrlich により提唱されたもので，毒素と抗毒素についての1モデルとして考え出された．すなわち，細胞表面には毒素と相補的な側鎖が存在する．毒素が細胞の側鎖と結合すると細胞は障害を受けるが，細胞はこれに打ち勝つために過剰に側鎖を生産する．この側鎖が離れて血中に出て抗毒素となり，毒素を中和する作用をもつに至るという説である．
>   一方，鋳型説は Pauling らにより提唱された．これは，抗原は鋳型として作用し，抗原が抗体産生細胞の中に入ると正常グロブリンが形成されるが，抗原により，抗原と相補的な立体構造をもつグロブリン（抗体）が形成されてくるという説である．抗体分子は S-S 結合，水素結合などによってこの相補性が安定化される．

5 トレランス tolerance

抗原の刺激があっても，その抗原に対して免疫応答が起こらない時（免疫不応答；immunological unresponsiveness），トレランス（免疫学的寛容）(tolerance) が起こったという．

トレランスは抗原特異的な免疫不応答であり，他の抗原の刺激に対しては正常な免疫応答が起こる．

自己物質に対してはクローン選択説で説明されるように禁止クローンとなり，排除されているので免疫応答は成立しない．すなわち，自己物質に対しトレランスが成立していることになる．非自己の物質もトレランスを導くことができる．トレランスを導く物質は**トレローゲン**（tolerogen）と呼ばれる．水溶性のウシ血清アルブミン（BSA）などがトレローゲンになりやすい．一般には大量のトレローゲンの投与が行われる（高域トレランス）．しかし，少量でもトレランスは成立する（低域トレランス）．この場合，中間量では免疫応答がみられる．

トレランスの機構はなお明確ではない．クローン選択説によれば，ある特定の抗原に対するクローンが排除される（clonal abortion）ことが原因していると説明される．

これとは全く別に特異的免疫応答を抑制する細胞が出現することでトレ

ランスが維持されているという考えもある．この細胞は制御性T細胞が担っていると思われる．

6　ポリクローナル抗体とモノクローナル抗体

　一般に生体を一種類の抗原で刺激すると，たとえ純化した抗原であってもさまざまな種類の抗体が誘導されてくる．すなわち異なるエピトープに対する抗体，クラスやサブクラスの異なる抗体などである．これらのさまざまな種類の混在した抗体をポリクローナル抗体（polyclonal antibody）という．

　1個の抗体産生細胞（クローン）はただ1種類の抗体しか産生しない．ただ1種類のクローンより産生される均一な抗体をモノクローナル抗体（monoclonal antibody）という．モノクローナル抗体を作成するには細胞融合法を用いる（☞ p44〜45，Memo）．

7　抗体の多様性

　Burnetのクローン選択説においては，多様なクローンがあること，すなわち多様な可変部のアミノ酸配列をもった免疫グロブリンを産生する免疫担当細胞が生じる必要がある．これは遺伝子の再構成により生じることが明らかになった．これについて以下に説明する．

A.　L鎖遺伝子の組み換え

　L鎖には可変部と不変部の2つの領域がある．これらの支配する遺伝子は別々の遺伝子断片であり，生殖細胞においてはそれらの遺伝子は離れた位置に存在している．しかし，分化が進み抗体産生細胞になると遺伝子同士は隣りあうようになる．離れた位置から隣りあうようになるまでの間に，遺伝子の組み換えが起こることが知られている．ここではマウスのκ型のL鎖の組み換えについて説明してみる（☞図5-15）．

- **ハイブリドーマ** hybridoma **とモノクローナル抗体作成**（図5－13）
　ハイブリドーマを作成してモノクローナル抗体を得ることは，現在，広く行われている．特に，腫瘍免疫の分野では欠かせない技術の1つになってきている．この原理を図5－13を使って説明する．
　まず，マウスを抗原で免疫する．何日か後に，抗体産生細胞が脾細胞の中に出現してくる．脾細胞を取り出し，あらかじめ用意しておいた骨髄腫細胞（株化細胞）と融合させる．抗体産生細胞は抗体を産生する機能はもつが，培養に限度があり，試験管内で培養するかぎり，やがて消えていく．
　骨髄腫細胞は株化されており，永久に増え続ける．これらの細胞を融合させることによって，抗体産生能をもち，しかも永久に培養可能な新しい細胞を作ることができる．この細胞を**ハイブリドーマ**という．
　細胞融合はポリエチレングリコールで行う．融合した細胞と，していない骨髄腫細胞を見分けるのに，**HAT選択培地**を用いる．融合に用いる骨髄腫細胞は，HGPRTという酵素が欠損している．この酵素を欠損すると，核酸のサルベージ合成は行われない．そこにアミノプテリンを含んだ培地を入れると，*de novo* の

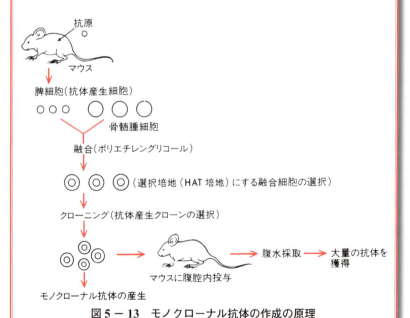

図5－13　モノクローナル抗体の作成の原理

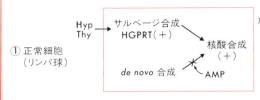
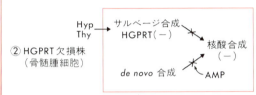
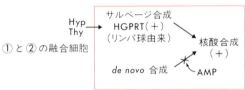

図5-14 HAT培地による融合細胞選択の原理
HAT培地：ヒポキサンチン（Hyp），チミジン（Thy）およびアミノプテリン（AMP）を含む培地．HypとThyはサルベージ合成に必要な素材．AMPは *de novo* 合成を阻止する薬剤．

核酸合成も阻止されるので，骨髄腫細胞の核酸合成が完成に停止して，細胞増殖ができなくなる．しかし，脾細胞と融合した細胞は *de novo* の合成がアミノプテリンによって止められても，脾細胞からのHGPRTの供給によりサルベージ合成の方は可能である．したがって，アミノプテリンを含んだHAT培地の存在下でも増殖し続けることができる（図5-14）．

このようにして選ばれた融合細胞から目的の抗体を作っている産生細胞クローンを選択していく（これをクローニング cloning という）．2回以上クローニングを繰り返すことにより単一のクローンの集団にすることができる．このクローンの培養上清中には，一種類のモノクローナル抗体が分泌されている．このようにしてモノクローナル抗体の産生を行う．さらに大量の抗体を得るためには，このクローンをマウスの腹腔内に注射する．骨髄腫細胞としての性格があるので，このクローンは腹水がんを形成する．腹水を採取すれば，腹水中に大量の抗体が含まれていることになる．

図5-15に示すように，κ鎖の遺伝子はV領域を支配している遺伝子と，V領域の残りの部分をコードしているJ遺伝子および不変部を支配しているC遺伝子に分けることができる．V遺伝子はマウスでは350個あるといわれている．J遺伝子は5個存在する．生殖細胞の遺伝子では，これらの遺伝子が全てそろっていることになる．分化が進んでB細胞にまで成熟する段階ではV遺伝子の1つがJ遺伝子の1つと結合するいわゆる**遺伝子再構成**（rearrangement）が起こる．各V遺伝子の上流にはリーダー配列（L）が結合しており，V，Jがそれぞれ組み合わされる時，1個のリーダー配列も同時にV遺伝子の前に結合される．次いで，RNAに転写される．この時**スプライシング**（splicing）が起こってmRNAができ，さらにκ鎖に翻訳される．このように，遺伝子の再構成によってL鎖の多様性がもたらされるのである．

B. H鎖遺伝子の組み換え

H鎖のV遺伝子もL鎖の場合と同じようにVとJ遺伝子によって構成されるが，H鎖ではさらにVとJの遺伝子の間にD遺伝子がある．

遺伝子組み換えの方法はL鎖の場合と同じである．すなわち，いくつかあるV遺伝子から1つのV遺伝子が選ばれ，最終的にそれぞれ1つのV，D，Jから組み合わされた遺伝子ができ上がる（図5-16）．

このようにして，B細胞でのV遺伝子は再構成されていくのであるが，これらV領域の遺伝子はどのクラスの抗体Igにも共通して使われる．

8 免疫グロブリンのクラススイッチの機構

B細胞はヘルパーT細胞からの抗原情報を受け取ると，抗体産生細胞に分化していくが，この時には免疫グロブリンの遺伝子の**クラススイッチ**（class switch）が起こることになる．すなわち，最初はμ鎖の遺伝子が発現され，次いでδ鎖，それからγ鎖というようにクラススイッチが起こっていくことが知られている．C領域の遺伝子群は図5-16に示すような配列をとっている．いずれもV遺伝子の下流に位置している．それぞれのク

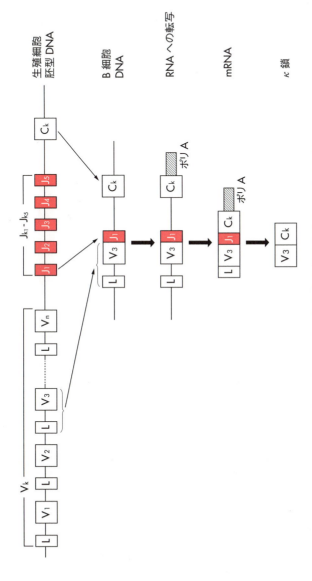

図5−15 マウスκ型L鎖遺伝子の再構成とその発現

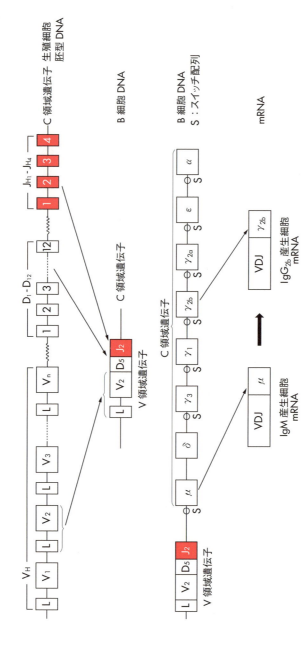

図5−16 マウスH鎖V遺伝子の組み換えとC遺伝子のクラススイッチ

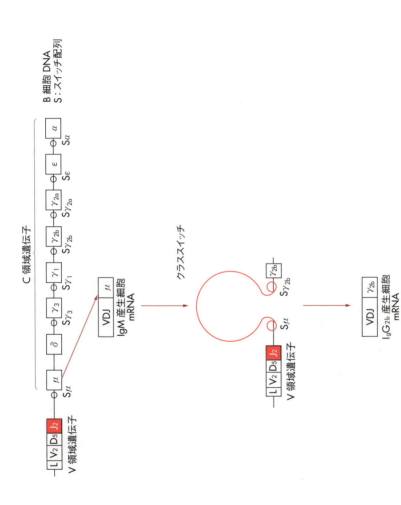

図5-17 クラススイッチの機構

ラスの遺伝子の前にはスイッチ配列（S）が存在し，これによって各クラスの遺伝子が発現することになる．すなわち，抗体産生細胞に分化していく途上で，例えば，Cμの前にあるSとCγの前にあるSとが結合し，その途中で切断されて，再結合する．すると，VDJに続いてCγがつながり，IgG産生細胞へとクラススイッチすることになる（図5－17）．

9 細胞性免疫　cell-mediated immunity or cellular immunity

抗体ではなく，感作リンパ球に担われている免疫を細胞性免疫という．

A. 細胞性免疫の種類

細胞性免疫には，いろいろな免疫現象が関係している．主なものは，**遅延型過敏症**（delayed-type hypersensitivity）である．その他，いろいろな微生物によって起こってくる感染の防御機構や，腫瘍に対する防御機構にも細胞性免疫が大きく関与している．また，移植免疫反応や自己免疫病の成立にも細胞性免疫が関係している（表5－1）．

表5－1　細胞性免疫の関与する免疫現象

1) 遅延型過敏症
2) 感染免疫（ウイルス，真菌，細胞内寄生性細菌など）
3) 腫瘍免疫
4) 移植免疫，GVH反応
5) 自己免疫病

B. 細胞性免疫の成立

細胞性免疫の進む方向は2つある．1つは，ヘルパーT細胞（Th）の誘導であり，もう1つは**細胞傷害性T細胞**（cytotoxic T cells：Tc）を誘導し，標的細胞の破壊を導く方向である．

ヘルパーT細胞（Th）の誘導活性化は，可溶性抗原がAPCに処理され，APC上に表出された抗原エピトープとMHCクラスⅡ抗原複合体がT細胞抗原レセプターに結合することにより行われる（☞図5－4）．

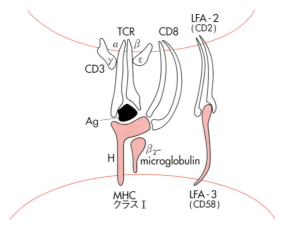

図 5 − 18　T 細胞の抗原認識

　一方，標的細胞が抗原となる場合，細胞傷害性 T 細胞が誘導される．細胞傷害性 T 細胞（Tc）は，標的細胞上の抗原を認識する時，MHC クラス I によって拘束される（図 5 − 18）．

　すなわち，標的細胞上に表出された MHC クラス I 抗原と抗原エピトープの複合体が Tc の膜表面上にある T 細胞抗原レセプター（TCR）と結合し，Tc が活性化される．この時，CD8 と β_2-ミクログロブリン（β_2-microglobulin）の結合，LFA-2 と LFA-3 の結合により，抗原と TCR の結合がより強固なものになる．

　このようにして生じてきた Th や Tc などを合わせて，感作リンパ球（sensitized lymphocytes）という．

C.　細胞性免疫の調節機構

　抗体産生の調節機構と同じように Tr により抑制を受ける．また，Th は細胞性免疫の増強に働く．これらの T-T 細胞間の相互作用以外の調節機構として，マクロファージによる抑制作用やサイトカインをはじめとするさまざまな可溶性の因子によって調節されている．

D. メモリーT細胞

　抗原刺激により，細胞性免疫が誘導されるが，細胞性免疫においても，2次免疫応答がある．この場合，メモリー（記憶）T細胞が関与する．

　メモリーT細胞は，次のように誘導されると思われる（図5－19）．抗原の曝露をまだ受けていないナイーブT細胞（naive T cell）に，抗原提示細胞（APC）から抗原情報が提示されると，分化して，IL-2などのサイトカインを産生する．これらのサイトカインが，サイトカインレセプターに結合すると，さらに分化が進み，エフェクターT細胞になる．エフェクターT細胞には，$CD4^+$のエフェクターT細胞と$CD8^+$のエフェクターT細胞があり，それぞれの機能は異なる．

　一方，エフェクターT細胞とは別に，メモリーT細胞に分化する系列もある．メモリーT細胞は，長期間体内で生存し，抗原情報の提示があると，直ちにエフェクターT細胞が誘導されるようになる．

10 T細胞抗原レセプター遺伝子の再構成

　T細胞抗原レセプターは，α鎖とβ鎖，あるいはγ鎖とδ鎖の2本鎖から構成されている．いずれの鎖も，可変部（V部）と不変部（C部）の2つの領域がある．B細胞レセプターと同じく，V部の遺伝子が，再構成を起こす．β鎖，δ鎖では，可変部は，V，D，Jの3つのセグメントに分かれる．一方，α鎖，γ鎖では，VとJの2つから構成されている（図5－20）．

　胸腺で，T細胞が分化成熟する過程で，B細胞抗原レセプターと同じように，V，D，Jの各領域にある遺伝子が1つずつ選ばれ，V-D-J結合あるいはV-J結合が起こって，再構成される．

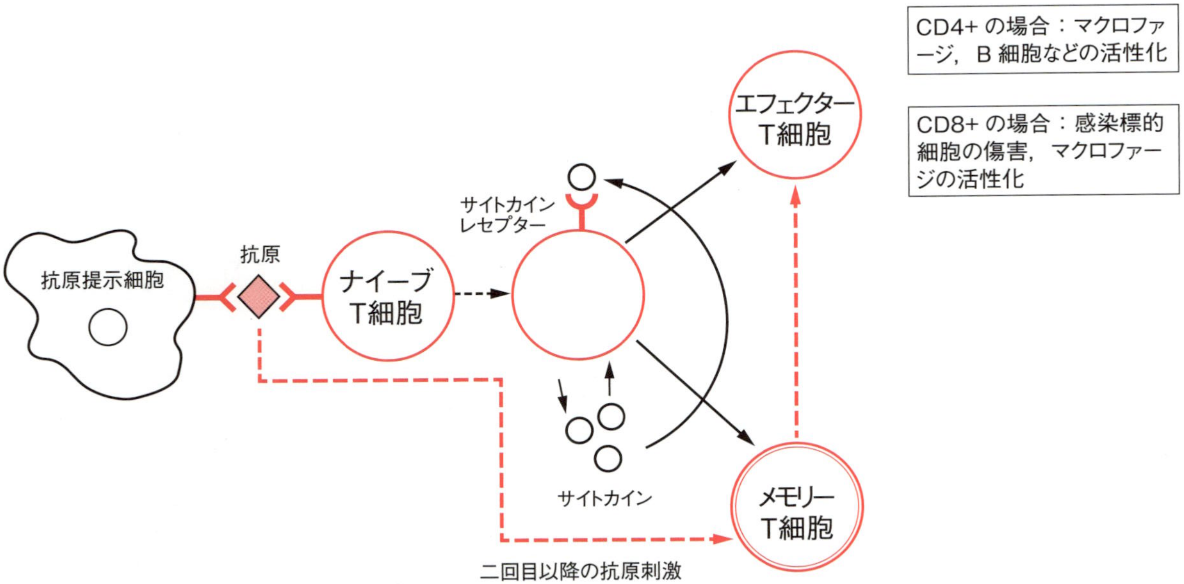
抗原提示細胞
抗原
ナイーブ
T細胞
サイトカイン
レセプター
サイトカイン
エフェクター
T細胞
メモリー
T細胞
二回目以降の抗原刺激
CD4+ の場合：マクロファージ，B 細胞などの活性化
CD8+ の場合：感染標的細胞の傷害，マクロファージの活性化

図 5 － 19　メモリー T 細胞の誘導

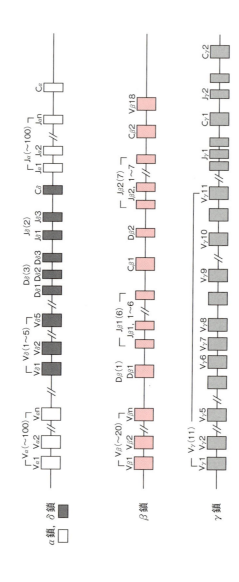

図5-20 ヒトT細胞レセプター遺伝子の構造

Chapter 6
抗原抗体反応

　抗原と抗体は特異的に結合する．抗原の抗原決定基と抗体（Ig）の可変部との間で結合が行われる．クーロン力，ファンデルワルス（van der Waals）力，水素結合，疎水性相互作用などが結合力を決定している要素と考えられている．

　一般に，抗原抗体反応は，温度，塩類濃度，水素イオン濃度，反応時間，反応容量などが関係してくる．

　抗体上の抗原と結合する部位（反応基）の数は可変部の数と一致し，IgGや IgA では 2 個になる．すなわち，2 価であるという．IgM の場合は 5 量体をなしているので，2 × 5 の 10 個ある（10 価）とされている．

　抗原の抗体と結合する部位は単純なタンパク質の場合，5～10 価であると考えられている．しかし，分子が大きくなればなるほど抗原決定基の数も多くなり，赤血球などでは 100 万個以上存在すると考えられている．

1　沈降反応　precipitation

　可溶性抗原と抗体を反応させると沈降物（precipitates）を生じる．これを沈降反応という．抗原を**沈降原**（precipitinogen），抗体を**沈降素**（precipitin）という．沈降反応を行うには沈降管を用いた重層法やゲル内沈降反応がある．さらに電気泳動と組み合わせた免疫電気泳動法（immunoelectrophoresis）がある．

A. 重層法 ring test

抗体液を試験管に入れておき，その上に抗原液を重層する．一定時間たつと境界部に白い**沈降環**ができる（図6－1）．しかし，**抗原過剰域**では抗体側に，**抗体過剰域**では抗原側に沈降環ができる．

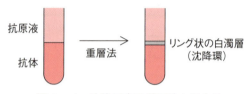

図6－1 沈降反応の重層法と混合法

B. ゲル内沈降反応

寒天やアガロースの支持体内で抗原および抗体を拡散させて，両者を接触させ，沈降物の形成をみる方法をいう．これには**単純拡散法**（single diffusion）と**二重拡散法**（double diffusion）がある．

さらに，試験管内で一次元的に拡散させる**一次元拡散法**とガラス板上の寒天内で二次元的（平面的）に拡散させる**二次元拡散法**がある．

　1）マンニニ（Mancini）法（二次元単純拡散法　single diffusion in

Memo

・沈降反応の理論

沈降反応がどのようにして起こってくるのかの理論については，現在では**格子説**で一応説明されている．この理論によれば，抗原分子は少なくとも2価以上でなければならない．言い換えると抗体と結合する部位が2カ所以上なければならないことが前提となっている．同じように抗体分子の方も2価以上でなければならない．こういった条件に加えて反応する抗原と抗体の量の比が**平衡域**にあることが必要である（図6－2）．以上のすべての条件が満たされると，抗原と抗体は反応して格子を形成し始める．このようにして形成された複雑な格子が**沈降線**あるいは**沈降環**として目に見えてくるのである（図6－3）．抗原あるいは抗体が過剰に存在する時には格子は形成されず，沈降反応も起こらないことになる（図6－2）．本質的には凝集反応も同じことが起こっているといえる．ただ，凝集反応の場合は，抗原が，沈降反応の時に比べて非常に大きいという違いはある．

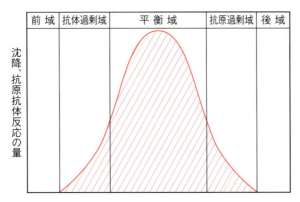

図6-2 沈降反応曲線

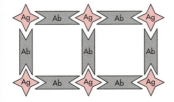

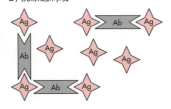
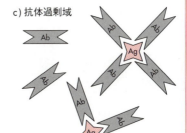

図6-3 格子説の模式図

two dimensions）

定量的放射免疫拡散法（quantitative radial immunodiffusion）ともいう．

抗体を溶かした寒天やアガロースの支持体をガラス板上にのせ，支持体が固まってから穴をあけ，穴の中に抗原を入れる．抗原が拡散して穴の周囲に沈降帯を形成する．沈降帯の直径を測ることにより抗原量が推定できる（図6－4A）．

2）ウクテロニー（Ouchterlony）法（二次元二重拡散法　double diffusion in two dimensions）

支持体をガラス板上にまき，固まってから，図6－4Bのように3カ所に穴をあけ，中心に抗体を，両端の2個の穴に抗原を入れる．一定時間後，抗体と抗原の間に沈降線が形成される．沈降線の位置で抗原分子と抗体

A：二次元単純免疫拡散法（マンチニ法）

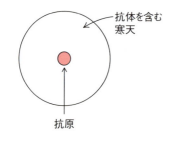

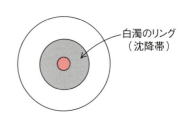

抗原量とリングの直径は比例するので抗原量を推定できる．

B：二次元二重免疫拡散法（ウクテロニー法）

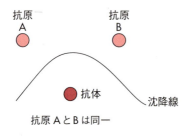

抗原AとBは同一

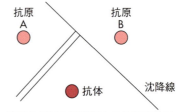

抗原Aには2種類以上の抗原が含まれている．また，抗原Bと同一ではない．

図6－4　二次元拡散法

分子の大きさの比較ができる．また沈降線の数により対応する抗原抗体系の最小の数がわかる．また，沈降線同士が融合，交差，棘形成するかどうかから，同一抗原か，共通抗原性があるかなどもわかる．

C. 免疫電気泳動法 immunoelectrophoresis

スライドグラス上にアガロースをまき，固まってから図6−5に示すように縦方向真中に溝を切り，溝をはさんだ両側に穴をあける．穴に抗原液を入れて，電圧をかける．泳動が終わったところで，真中の溝に抗体を入れ，一定時間反応させた後，出現した沈降線を観察し，抗原を同定する．この方法により，免疫した動物の血清中に含まれる抗体の同定や他の抗体の混入の有無，未知抗原の同定，ヒト血清タンパク質の解析などが可能となる（図6−5）．

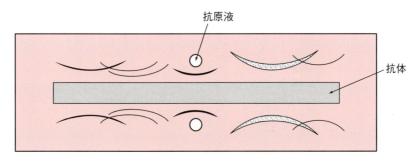

図6−5　免疫電気泳動法の例

2 凝集反応　agglutination

細菌や赤血球などの比較的大きい物質を抗原として用いた時，生じた抗体と反応させると凝集魂が形成される．これを凝集反応という．抗原を**凝集原**（agglutinogen），抗体を**凝集素**（agglutinin）と呼ぶ．凝集反応の例としては腸チフスの診断に用いる **Widal 反応**，リケッチア症の診断に用いる **Weil-Felix 反応**などがある．また，**クームス試験**（Coombs' test），**受身赤血球凝集反応**（passive hemagglutination：PHA）なども凝集反応を利用したもので，各種の検査，診断に使われている．さらに，**正常同種赤血球凝**

集反応によりABO式血液型判定が行われている．

A. ウィダール反応 Widal reaction

この反応は腸チフス，パラチフスの診断に用いられる．段階希釈した患者血清に一定濃度の菌液を加える．その後，37℃に2時間おいて一定の反応を行い，さらによくまぜた後，一夜室内に放置して最終判定をする．凝集を起こす最大希釈倍数をもって抗体価とする．

B. ワイル・フェリックス反応 Weil-Felix reaction

リケッチア症の診断に用いる．リケッチア症の患者血清と *Proteus vulgaris*（変形菌）のある種の株（OX19，OX2，OXK）がたまたま凝集反応を起こすことを利用したものである（表6-1）．

表6-1 ワイル・フェリックス反応

リケッチア	抗　原		
	OX19	OX2	OXK
発疹チフス｝群 発疹熱	+++ +++	+ +	－ －
ツツガムシ病群	－	－	+++
ロッキー山紅斑熱群	+++ +	+ +++	－ －
Q熱群	－	－	－

C. 受身赤血球凝集反応 passive hemagglutination（PHA）

凝集原としての働きのない可溶性抗原を赤血球に結合させる．この赤血球を感作赤血球という．感作赤血球と抗原に特異的な抗体を反応させると赤血球は凝集を起こす．これを受身赤血球凝集反応という．赤血球の代わりにカオリン，ラテックス，ベントナイトなどの粒子を用いることもできる．感度は非常に高い．梅毒，リウマチ因子（rheumatoid factor：RF），サイログロブリン，ストレプトキナーゼなどに対する抗体測定に応用されている（図6-6）．

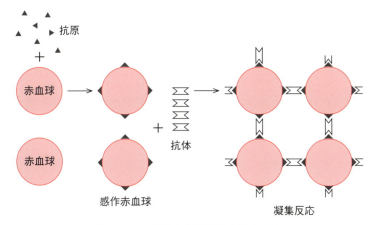

図6-6 受身赤血球凝集反応の原理

D. 逆受身赤血球凝集試験 reversed passive hemagglutination test（RPHA）

　赤血球に抗体を結合したものを用意し，検体中の抗原と反応させる方法である．もし，検体中に抗原があれば赤血球は凝集を起こす．HBs抗原の検出などに用いられている．赤血球の代わりにラテックス粒子やベントナイト粒子を用いることもできる（図6-7）．感度は高いとされている．

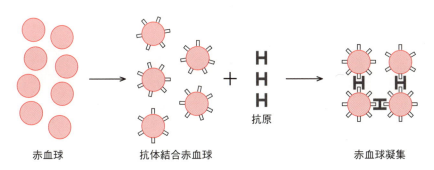

図6-7 逆受身赤血球凝集試験（RPHA）

E. クームス試験 Coombs' test

抗体は，しばしばヒト赤血球に結合する性質をもっている．しかしながら，抗体のあるものは赤血球を凝集させる能力はもっていない．こういう抗体は，一般に**不完全抗体**（incomplete antibody）といわれている．しかし，不完全抗体の結合した赤血球に抗ヒトグロブリン抗体を加えると凝集が起こる．このように，抗ヒトグロブリン抗体を加えることにより不完全抗体あるいは不完全抗体の結合した赤血球を検出する方法を，クームス試験という．

不完全抗体の結合した赤血球を検出する場合は患者赤血球に抗ヒトグロブリン抗体を加えるだけで凝集がみられる．これを**直接クームス試験**（direct Coombs' test）という．これに対し，患者血清中の不完全抗体を検出する場合は，血清と赤血球を反応させたのち，抗ヒトグロブリン抗体を加えて凝

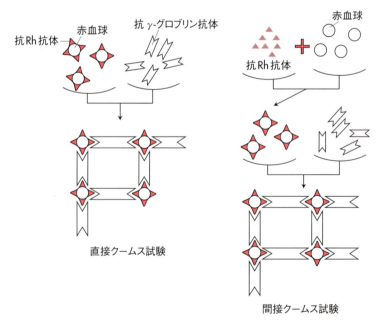

図6-8 直接クームス試験と間接クームス試験

集をみる．これを**間接クームス試験**（indirect Coombs' test）という（図6-8）．

F. 血液型

1) ABO式血液型

赤血球表面上に凝集原としての抗原がある．AとBの2種類の凝集原があるが，図6-9に示すようにA凝集原では末端のガラクトースにN-アセチル基が結合している．末端の3つの糖はH物質と呼ばれ，N-アセチルグルコサミン，ガラクトースとフコースからできている．A型は**A凝集原**を，B型は**B凝集原**を，AB型はA，B両方の凝集原を，O型は**H物質**だけをもっていることになる．

遺伝子型は表6-2に示すとおりである．A，B遺伝子はO遺伝子に対し，優性である．

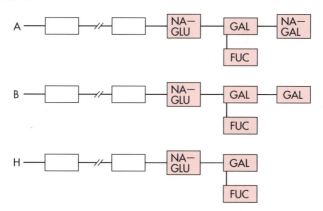

図6-9 A, B凝集原とH物質の構造

表6-2 ABO式血液型

血液型	遺伝子型	赤血球凝集原	赤血球凝集素
A	AAまたはAO	A	β
B	BBまたはBO	B	α
O	OO	—	α, β
AB	AB	AB	—

A 型には抗 B 抗体（β）が，B 型には抗 A 抗体（α）が血清中に存在する．AB 型には α も β もないが，O 型には両者が存在する．

2）Rh 式血液型

Macacus rhesus（西洋アカゲザル）の血球で免疫したウサギの抗血清とヒトの赤血球を反応させると凝集する．このようなヒトの血液を Rh（＋）という．Rh 式血液型には Dd，Cc，Ee の三対の抗原因子が存在し，DCE，dce などのように 3 つの抗原因子の複合ペアになって遺伝子型が決定される．このうちの D 因子が特に強い．

Rh（－）の母親が Rh（＋）の胎児を妊娠すると Rh 抗体が血液中に生じる．2 回目の妊娠で再び Rh（＋）の胎児を妊娠した時，Rh 抗体は胎盤を通じて胎児に移行し，死産となったり**新生児溶血性貧血**（neonatal hemolytic anemia）（**胎児赤芽球症**；erythroblastosis foetalis）になったりする．後者の治療として交換輸血をする．

3）その他の血液型

ABO 式，Rh 式以外に，MN 式，K 式，P 式などさまざまな血液型が存在する．いずれも法医学の領域で研究・応用されている．

3 中和反応　neutralization reaction

ウイルスや毒素などが抗原となると，これらに対する抗体が結合し，ウイルスの増殖が阻止されたり，毒素の活性が中和されたりする．これを中和反応という．これにあずかる抗体をウイルスに対するものでは**中和抗体**（neutralizing antibody），毒素に対するものでは**抗毒素**（antitoxin）という．

A. 毒素中和反応

1）試験管内毒素抗毒素反応

試験管の中で毒素とその抗体である抗毒素を反応させると，抗原抗体複合体ができる．これは目に見える沈殿物であり，特に **flocculation** という．また，条件を変えれば沈降反応と同様，沈降線の形成もみられる．

2）生体内毒素中和反応
  a．Dick 反応

Streptococcus pyogenes が出す毒素で，猩紅熱の原因となる発赤毒（erythrogenic toxin）がある．これを皮内に注射すると，もし，今までに溶血性レンサ球菌に罹患したことがなく発赤毒に対する抗体がない時，皮膚の発赤は起こるが，逆にこの疾患に罹患し，発赤毒に対する抗体をもっている場合，毒素が抗毒素により中和され，発赤は起こらない．これを Dick 反応といい，猩紅熱に対する感受性を調べるのに用いる．

  b．Schultz-Charlton 消退現象

猩紅熱と思われる患者に，回復期患者血清あるいは市販の γ - グロブリンを皮内注射すると，6 時間位で注射部位の発赤が消退し，24 時間で蒼白になる．これを Schultz-Charlton 消退現象という．猩紅熱と他の発疹性疾患の鑑別に用いることができる．

  c．Schick 試験

猩紅熱の Dick 試験と原理は同じである．すなわち，ジフテリア毒素を微量（0.001 単位）前腕に皮内注射し，96 時間後に判定する．直径 10mm 以上の発赤のある時を陽性とする．陽性の場合は，体内に毒素を中和する抗体のないことを示し，ジフテリアに感受性のあることを意味する．反対に陰性の場合は，体内にすでに抗体が存在しジフテリアに抵抗性であることがわかる．

3）抗ストレプトリジン O テスト（ASLO test）

レンサ球菌は溶血素（ヘモリジン；hemolysin）を菌体外に放出している．溶血素は赤血球を溶かす一種の毒素と考えられる．溶血素には 2 種類あり，1 つはストレプトリジン O（streptolysin O：SLO）であり，もう 1 つはストレプトリジン S（streptolysin S）である．SLO に対する抗体（antistreptolysin O：**ASLO**）により，活性は中和される．すなわち，これは一種の毒素中和反応と考えることができる．

これを利用して ASLO 価を測定することができる．臨床的には，患者

がレンサ球菌の感染を受けたかどうかが診断できる．通常は160～200単位以上を有意の上昇とみなしている．

B. 血清療法 serotherapy

毒素中和反応を臨床に応用したものとして，血清療法が考えられる．これは，あらかじめ異種の動物に毒素で免疫して抗毒素血清を作成しておく．もし，患者が出た場合，直ちに異種動物で作成した抗血清を投与することにより毒素を中和し，病気を治療することができる．

この例としては，ジフテリア，破傷風，ボツリヌス，ガス壊疽，ヘビ毒などがある．これらはいずれも異種血清を投与することになるので，**血清病**（serum sickness）（☞ p.91）の発症に注意する必要がある．ヒトの血液から分画したγ-グロブリンを感染症などの治療に投与することもあるが，これも一種の血清療法といえる．ただし，この場合は毒素中和反応でなく，ウイルス疾患の場合ではウイルス中和反応を利用したものといえよう．

C. ウイルス中和反応

ウイルス感染が起こった場合，生体内にウイルスの増殖を阻止する作用をもつ抗体が出現する．すなわち，この中和抗体とウイルスを反応させた後，細胞あるいは動物に感染しても感染は成立しなくなる．中和抗体は防御抗体として大きい役目をもっていると思われる．IgM，IgG，IgAが中和抗体になるものと思われる．

4 蛍光抗体法 fluorescent antibody technique

これには，**直接法**と**間接法**がある．直接法は抗原に蛍光色素を標識した抗体と結合させ，蛍光を発することにより抗原を検出する方法である．間接法は，一度抗原と抗体を結合した上で，蛍光色素を標識した抗γ-グロブリン抗体をさらに結合する方法である（図6－10）．

直接法は間接法に比べ，一般に特異性は高いが感度は低い．

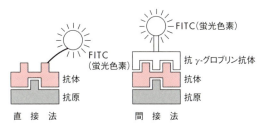

図6－10　蛍光抗体法の原理
FITC：フルオレセイン・イソチオシアネート

5 ラジオイムノアッセイ　radioimmunoassay（RIA）

　RIAや酵素抗体法（enzyme immunoassay：EIA）にはさまざまな方法が知られている．このうちの代表的なものは競合法と固相法である．これらの方法は抗原や抗体を検出する感度がきわめて高く，特異性も高い．近年，臨床検査などに広く用いられている．
　いろいろな方法があるが，ここでは2つの方法を述べておく．
　競合法では，検体と既知の抗体を反応させた後，アイソトープを標識した既知の抗原と反応させる．さらに，抗γ-グロブリン抗体を反応させ，沈殿物中の放射活性を測定する．もし，検体中に検出しようとする抗原が多量に含まれているなら，既知抗体と反応するので，同位元素標識抗原と既知抗体は反応しなくなる．したがって，放射活性は低い．逆に，検体中に抗原が少ない場合，多くの同位元素標識既知抗原と抗体が反応するので沈殿物中の放射活性は高くなる．このように放射活性を測定することにより，抗原が定量できる（図6－11）．
　もう1つの方法は，**固相法**と呼ばれるものである．ポリスチレンあるいはガラスのビーズに既知の抗体を結合しておき，検体と反応させる．次いで同位元素を標識した抗体と反応させる．もし，検体中に検出すべき抗原があるなら，第2の標識抗体が結合するので，放射活性を測定することにより，抗原が定量できる．この場合は抗原量と放射活性は比例する（図6－12）．感度は非常に高く特異性も高い．

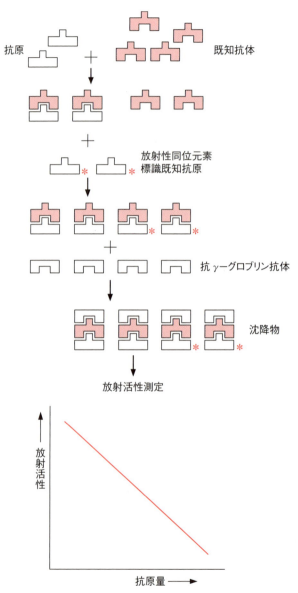

図6−11　ラジオイムノアッセイの原理①（競合法）

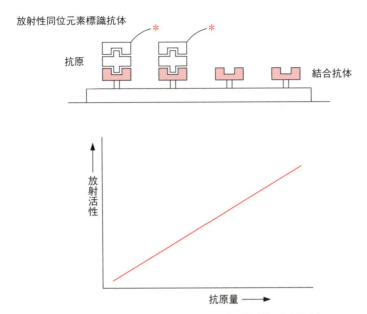

図6−12 ラジオイムノアッセイの原理②（固相法）

6 酵素抗体法　enzyme immunoassay（EIA）

2つの方法がある．1つは蛍光抗体法の蛍光色素を酵素に変えた方法である．もう1つは，enzyme-linked immunosorbent assay（ELISA）と呼ばれるもので，RIA固相法とほぼ同じ方法である．放射性同位元素の代わりに酵素を使う．酵素反応により酵素量を定量し，抗原量を推定することができる．

7 イムノブロット法　immunoblotting method，ウエスタンブロット法　Western blotting（図6−13）

イムノブロット法は，抗原をスラブゲル電気泳動で分離した後，ニトロセルロース膜などに転写し，この膜上で抗原抗体反応を行うことにより，特定の抗原タンパク質を検出・同定する方法である．

高感度であり，多検体の同時スクリーニングが可能であること，ニトロセルロース膜に吸着したタンパク質の回収が可能である，などの多くの特徴をもっている．幅広い応用ができる点でも最も基本的な技術の1つといえる．

方法は，スラブゲル電気泳動で抗原を電気泳動し，次いでニトロセルロース膜に泳動された抗原タンパク質を転写する．一次抗体と反応させた後，一次抗体を洗浄して除き，^{131}Iを標識した二次抗体でさらに反応させる．二次抗体を洗浄した後，X線フィルムをニトロセルロース膜に重ね，オートラジオグラフィ法で抗原抗体複合体を検出する．

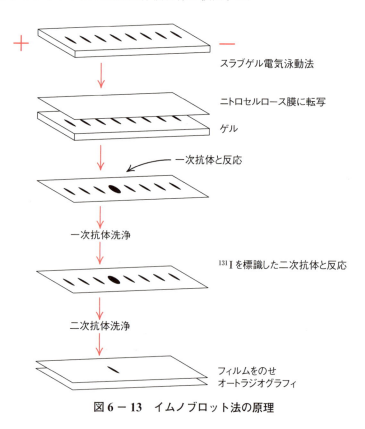

図6-13 イムノブロット法の原理

Chapter 7
補体および補体の関与する反応

1 補体の概念

　血清中の抗菌物質として抗体があげられる．しかし，抗体が単に細菌と結合するだけで，細菌が破壊（溶菌）されることはない．もう1つ別の血清中の因子が必要である．この因子は，補体（complement）と名づけられている．

　補体は，タンパク質であり，主たる成分として，**9つ**知られている．すなわち，C1～C9である．C1は，さらにC1q, C1r, C1sと**3つ**に分かれている．補体に関係のある物質として，さらにB因子（Factor B），D因子（Factor D），I因子（Factor I），H因子（Factor H）などが知られている．また，補体の調節物質としてC1インヒビター（C1 inhibitor），C4b結合タンパク質などがある．これらの物理化学的な性状，および血漿中での濃度を表7－1に示しておく．

　補体はまずC1が，次いでC4, C2と活性化されていき，最後のC9まで反応が進んでいく．この間にいろいろな生物活性をもった補体成分が生じてくる．

　抗原抗体複合体（antigen-antibody complex）（**免疫複合体**；immune complex）に補体が結合して活性化されていく経路を**古典的経路**（classical pathway）という．これに対して，C3から始まる経路を**代替経路**（alternative pathway）と呼んでいる．さらにレクチンとフィコリンの結合により始まる

表 7-1 補体成分の物理化学的性状

名　称	分子量	血漿中の濃度（μg/ml）
C1q	400,000	70
C1r	190,000	34
C1s	87,000	31
C2	117,000	25
C3	185,000	1600
C4	206,000	600
C5	180,000	85
C6	128,000	75
C7	121,000	55
C8	153,000	55
C9	72,000	60
B因子（Factor B）	95,000	200
D因子（Factor D）	25,000	1
I因子（Factor I）	88,000	34
H因子（Factor H）	150,000	500
C1インヒビター（C1 inhibitor）	105,000	180
C4b結合タンパク質	570,000	－
MBL	400〜600	1
フィコリン	400〜600	－
MASP1	97	6
MASP2	83	0.5
MASP3	100	5

レクチン経路もある．古典的経路，代替経路，レクチン経路を要約すると，図7-1のようになる．

　古典的経路はC1，C4，C2によりマグネシウムイオンとカルシウムイオン存在下でC3コンベルターゼ（転換酵素）（$\overline{\text{C4b2a}}$）になる．そして，C3が活性化される．

　代替経路ではC3とB因子，D因子がマグネシウム存在下でC3コンベルターゼ（$\overline{\text{C3bBb}}$）に変換されてから，C3が活性化される．以後の反応経路は共通となり，C5が活性化され，C9まで活性化されると細胞膜の溶解が

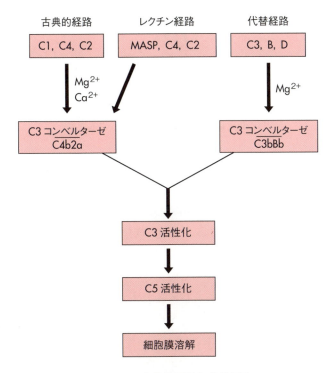

図7-1 古典的経路と代替経路

起こる.

　したがって，古典的経路の反応のきっかけとなるのは，ほとんどの場合が抗原抗体複合体にC1が吸着することから始まる．これに対し，代替経路ではグラム陰性菌，リポ多糖体（lipopolysaccharide : LPS）（細菌内毒素；endotoxin : ET）や微生物や植物の多糖体（ザイモサン；zymosan，グルカン類），コブラ毒因子，リポソーム膜などさまざまな物質の存在下で活性化される．また，レクチン経路はレクチンとフィコリンの結合により開始される.

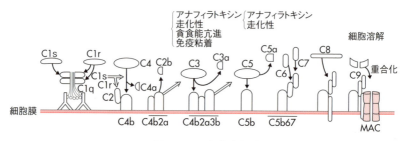

図7-2 古典的経路

2 古典的経路

免疫複合体（immune complex）に補体成分がつき，次々と活性化されていく経路である．最初はC1から始まり，C4，C2，C3，C5からC9のように順々に活性化される（図7-2）．

まず，C1成分が抗原抗体複合体に結合するが，補体が結合する抗体としてはヒトではIgG_1，IgG_2，IgG_3とIgMである．補体が結合する部位はIgG分子の場合だと，C_{H2}の領域である．

最初に抗体に結合する成分はC1qである．相次いでC1rとC1sが結合する．$\overline{C1qrs}$複合体（注：○○は活性化されていることを示す）が形成されると，$\overline{C1s}$の酵素作用によってC4成分がC4aとC4bに分解される．できたC4b成分は細胞膜に結合する．この膜に結合したC4bにマグネシウムイオン存在下でC2が強く結合する．C2も$\overline{C1s}$の酵素作用によりC2aとC2bに分解される．C2bは遊離していくが，C2aはC4bと強く結合した複合体（$\overline{C4b2a}$）を形成する．$\overline{C4b2a}$複合体はC3コンベルターゼ（転換酵素）として作用し，C3を分解する．その結果，C3からC3aとC3bを生じる．C3bは$\overline{C4b2a}$複合体と結合して，新たに$\overline{C4b2a3b}$複合体を細胞膜上に形成する．この時，遊離されたC3aは**アナフィラトキシン**（anaphylatoxin），**走化性活性**（chemotactic activity），**貪食能増強作用**（enhancement of phagocytosis），**免疫粘着反応**（immunoadherence）などの活性をもつよう

になる．$\overline{\text{C4b2a3b}}$複合体はタンパク質分解酵素としての活性をもっており，C5に働いてC5aとC5bに分解する．C5aもまた，アナフィラトキシンや走化性の作用をもつ．C5bは細胞膜に結合し，C6およびC7成分と結合する．この結果，$\overline{\text{C5b67}}$複合体が形成される．さらに，C8成分が結合し，最後にC9が重合化することによって**膜傷害性複合体**（membrane attack complex：MAC）が形成され，**細胞溶解**（cytolysis）を誘発する．

3 代替経路

ザイモサン（zymosan），細菌内毒素（endotoxin：ET）などによって活性化されたC3成分は，C3bに分解され，B因子と共にC3bB複合体を形成する（図7-3）．この複合体から，D因子の酵素的分解を受けて，C3b，BbとBaに分解される．$\overline{\text{C3bBb}}$複合体はC3を分解してC3bを生じ，できたC3bにB因子を結合して反応を拡大していくフィードバックサイクル（feedback cycle）が成立する．また，できたC3bはH因子によって，C3bH複合体となり，これは不活化されていく．このようにして，代替経路系の調節機能が働くことになる．$\overline{\text{C3bBb}}$はC3コンベルターゼとしての作

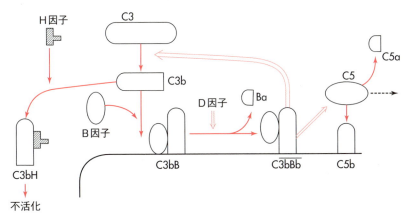

図7-3 代替経路

用をもっており，以後の経路は古典的経路と共通になっている．

4 レクチン経路

レクチン経路は古典的経路とほぼ同じである．古典的経路が，抗原抗体結合により開始されるのに対して，レクチン経路では，マンノース結合レクチン（mannose-binding lectin：MBL）と病原体表面のフィコリンの結合で開始する．そして，MBL関連セリンタンパク質分解酵素（MBL-associated serine protease：MASP）のうちのMASP1とMASP2が活性化される．すると，C4が分解されて，C4aとC4bに分かれる．また，C2が分解されて，C2aとC2bに分けられる．つづいて，以降は古典的経路と全く同じで，C4bとC2aが，複合体となって，C4b2aとなり，C3コンベルターゼとして作用し，一連の連鎖反応が進んでいく．無脊椎動物では獲得免疫がないので，フィコリンが生体防御物質として，重要な役割を担っているものと考えられている．

したがって，この経路は，自然免疫における大きな役割を果たしていることになる．

5 補体反応生成物の生物学的活性

A. C3a

C3aは**走化性因子**（chemotactic factor：CF）として働き，好中球をひき寄せ，貪食を助ける．また，**アナフィラトキシン**としての活性もあり，肥満細胞に作用してヒスタミンを遊離させ，血管の透過性を高めたり，平滑筋の収縮を起こす．

B. C3b

C3bは**オプソニン**（opsonin）としての作用がある．すなわち，C3bが細菌にくっつくことによって，マクロファージの表面にあるC3bレセプターにC3bでコーティングされた細菌が容易にくっつき，貪食を盛んにする．C3bレセプターは，マクロファージだけでなく肝臓のクッパー細胞，好中球，

好酸球，単球などにも存在する．したがって，C3bはこれらの細胞への細菌やウイルスの吸着を促進すること，好中球や単球による貪食の促進作用などが考えられる．

C. C5a

C5aもアナフィラトキシンとしての作用をもっている．また，C3aと同じように走化作用も示す．その他，**ロイコトリエン**（leukotriene）の産生を促すなどの作用も知られている．

D. C567

C567複合体も走化活性を示すといわれている．

E. C56789複合体

これらの複合体は最終的に**膜傷害性複合体**（membrane attack complex：MAC）を形成する．ドーナツ状をしていて，細胞内外液の流通を自由化することによって，**細胞溶解**を誘発する．

Memo

- **オプソニン** opsonin
  細菌などの微生物やその他の物質にくっつくことにより，マクロファージや好中球などの貪食細胞が貪食しやすいようにする物質をオプソニンという．オプソニンは，貪食細胞に作用して，細胞の貪食能を高めるのではない．微生物や物質の"味つけ"をするのである．
  オプソニンの作用のある物質として，免疫グロブリンや補体成分（C3bなど）が知られている．
  オプソニンによる"味つけ"をオプソニン化（opsonization）という．

- **アナフィラトキシン** anaphylatoxin
  C3aとC5aの総称．肥満細胞からヒスタミンを遊離する作用，毛細血管の透過性を亢進する作用，平滑筋を収縮させる作用をもつ．

6 補体結合反応

　抗原と抗体の複合体に補体が結合するのを利用し，消費された補体量を推定することにより，抗原または抗体量を定量しようとするものである．第1相反応と第2相反応に分かれている．**第1相反応**では抗原と抗体を反応させ，その後，一定量の補体を加える．もし，抗原と抗体が複合体を形成しているなら，そこに補体は結合する．結合しなかった残留補体を第2相反応で定量する．**第2相反応**ではヒツジ赤血球（SRBC）とその抗体を結合し，そこに残留補体を加え，溶血の程度をみることにより，補体を定量する（図7-4）．

　梅毒血清反応など各種の臨床検査に用いられている．

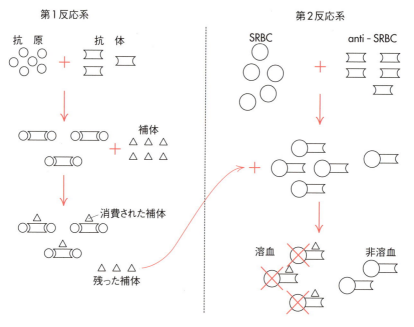

図7-4　補体結合（CF）試験の原理

Chapter 8
アレルギー

　アレルギーとは個体が免疫された時，個体が正常よりも過敏な反応を示し，組織障害を引き起こす現象をいう．**過敏症**（hypersensitivity）とほぼ同じ意味である．アレルギーの原因になる抗原を**アレルゲン**（allergen）という．

　アレルギーにはアレルゲンを注射して数分〜数時間で発現されるものと，24〜48時間後に生じるものの2つがある．前者を**即時型アレルギー**（immediate type allergy or hypersensitivity）といい，後者は**遅延型アレルギー**または**遅延型過敏症**（delayed-type allergy or hypersensitivity：DTH）という．即時型アレルギーは体液性免疫の関与するアレルギーで，Ⅰ〜Ⅲ型に分類される．遅延型アレルギーは細胞性免疫の関与するもので，Ⅳ型アレルギーと呼ばれている．Ⅰ〜Ⅳ型アレルギーの特徴を表8-1に示す．

表8-1　Ⅰ〜Ⅳ型アレルギーの特徴

分類		本体	補体の要求	主な反応
即時型	Ⅰ	IgE	−	アナフィラキシー型反応
	Ⅱ	IgG, IgM	＋	細胞溶解反応
	Ⅲ	IgG	＋	アルサス反応
遅延型	Ⅳ	感作リンパ球	−	ツベルクリン型反応

1 即時型アレルギー

A. I型アレルギー

1) I型アレルギーの発現機構

I型アレルギーを起こすのは，IgEである．この抗体は好塩基球や肥満細胞とFc部分で結合するので**細胞親和性抗体**（cytotropic antibody）といわれている．

最初，アレルゲンによって免疫された個体は，IgEを産生する．産生されたIgEは好塩基球（basophils）や肥満細胞（mast cells）に結合する．アレルゲンが体内に侵入してくるとこれらの細胞のFcレセプターに結合したIgEはアレルゲンと特異的に結合し，レセプターの変化を起こし，ついには**脱顆粒**（degranulation）を起こす．この顆粒中にはヒスタミン（histamine）などの化学伝達物質（chemical mediators）がつ

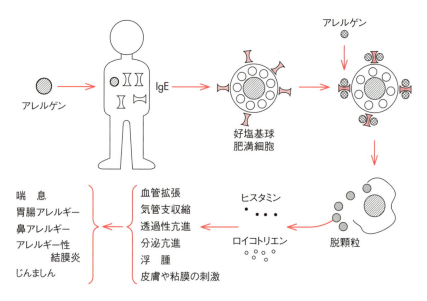

図8-1　I型アレルギーの発現機構

まっており，脱顆粒によってこれらの物質が出される．さらに，ロイコトリエン（leukotriene：LT），ECF-A（eosinophil chemotactic factor of anaphylaxis），PAF（platelet activating factor；血小板活性化因子）が新たに合成され放出される．これらは**血管透過性の亢進，平滑筋収縮，粘液分泌亢進**などを起こし，特有のⅠ型アレルギーの疾患を引き起こす（図8 − 1）．

2）肥満細胞の脱顆粒と化学伝達物質

肥満細胞にアレルゲンが結合すると，肥満細胞が活性化されて**脱顆粒**（degranulation）が起こってくる．

脱顆粒が起こるためにはFcレセプターに結合しているIgE同士が抗原や抗イディオタイプ抗体，抗IgE抗体，レクチンなどによって架橋されたり，IgE同士が結合して架橋される必要がある．また，抗Fcレセプター抗体によって，Fcレセプターが架橋されても肥満細胞の活性化が起こる（図8 − 2）．

肥満細胞は，その他に補体成分のC3aやC5aからなるアナフィラトキシン，種々の化合物（カルシウムイオノフォア，コデイン，モルヒネ，合成ACTH，ピペリジンなど）によっても活性化される（図8 − 3）．

活性化された肥満細胞にカルシウムイオンが流入することにより脱顆粒が起こってくる．もう一方はホスホリパーゼA_2を活性化し，アラキドン酸カスケードに入り，最終的にプロスタグランディン，トロンボキサンあるいはロイコトリエンなどの化学伝達物質を合成する．

脱顆粒によって遊離されてくる化学伝達物質はあらかじめ作られていたものであり，この中にはヒスタミンやタンパク質分解酵素，走化性因子などが含まれる．

脱顆粒によって遊離されたヒスタミン，ヘパリンあるいは新たに合成されたロイコトリエンなどは，表8 − 2に示すように種々の薬理作用をもっている．これらの薬理作用によって特有のⅠ型アレルギーの疾患を起こすことになる．

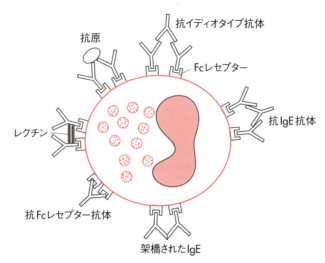

図8−2 Fcレセプターを介する肥満細胞の脱顆粒

表8−2 各化学伝達物質の薬理学的活性

化学伝達物質		分子量	薬理作用
活性化物	ヒスタミン	111	血管拡張，血管透過性亢進，気管支収縮
	PAF	600	微小血栓形成
（酵素類）	トリプターゼ	13万	タンパク質分解酵素で，C3を活性化
	キニノゲナーゼ		キニン→血管拡張→浮腫
走化性物質	NCF	775万	好中球の走化性
	ECF-A	380/2000	好酸球の走化性
収縮原因物質	PGD_2		気管支収縮，粘膜浮腫
	LTB_4		粘液分泌亢進
	LTD_4		
	LTC_4		
サイトカイン	TNF-α		炎症反応
	IL-3,4,5,13		
	GM-CSF		
ケモカイン	IL-8, MCP-1		好中球の走化性

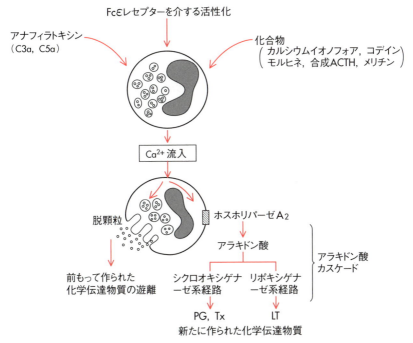

図 8 − 3　肥満細胞の活性化と化学伝達物質

　さらに，肥満細胞からは，TNF-α，IL-3，IL-4，IL-5，IL-13，GM-CSF などのサイトカインや IL-8，MCP-1 などのケモカインが産生される．これらのサイトカインやケモカインは，炎症症状を引き起こし，Ⅰ型アレルギーの病態形成に関与する．

3）アトピー　atopy

　遺伝的にみられるⅠ型アレルギー性疾患を**アトピー**という．この中には気管支喘息（bronchial asthma），枯草熱（hay fever）などがある．気管支喘息は，家屋内塵埃（house dusts），家ダニ，真菌，花粉，食物などがアレルゲンとなっている．気道の狭窄があり，気道の攣縮，浮腫，分泌亢進を伴う呼吸困難が特徴である．枯草熱はブタクサの花粉がアレル

ゲンとなって起こる．眼結膜の掻痒感，充血，浮腫，流涙，鼻内の掻痒感，くしゃみ，鼻汁，鼻閉，発熱を伴う．ブタクサ以外にも，スギ，ヨモギ，カナムグラ，イネの花粉などが原因になることもある．この場合**花粉症**という．

このようなアトピー体質をもつ者はしばしばアトピー性皮膚炎を伴う．すなわち乳児期には，顔面の紅斑や湿疹様皮膚炎，大きくなると，関節屈側部に皮膚炎が起こる．激しいかゆみを訴えるのが特徴である．アトピー性皮膚炎では，細胞性免疫の異常もみられる．

遺伝が関与する因子として，特定のHLAがあげられる．すなわち，HLA-A1，A3，B8，DW2，DW8などの型ではⅠ型アレルギーの皮内反応陽性になる率が高いとされている．

4）Ⅰ型アレルギーの疾患

a. 全身性アナフィラキシー　systemic anaphylaxis

アレルゲンが体内に入って数分後に，呼吸困難，全身性痙攣などのいわゆるショック症状を起こし，ついには死亡に至る．これを全身性アナフィラキシーという．これには薬剤によるⅠ型アレルギーの例などが知られている．

これに対して，局所だけにみられるⅠ型アレルギー反応を局所アナフィラキシー（local anaphylaxis）という．

b. 気管支喘息

肥満細胞から放出された化学伝達物質により気道の狭窄，気道の攣縮，粘膜浮腫，分泌亢進などによって起こってくる呼吸困難を伴う疾患である．抗原としてハウスダスト，ダニ，真菌などが考えられる．

c. アレルギー性結膜炎

花粉やハウスダストが原因になって起こってくる．化学伝達物質により涙液分泌亢進，結膜浮腫，結膜充血，強い掻痒感などを伴う．

d. アレルギー性鼻炎（鼻アレルギー）

Ⅰ型アレルギー反応が鼻粘膜で起こったもので，鼻粘膜の浮腫による

鼻づまり，ヒスタミンなどの刺激によるくしゃみ，分泌亢進による鼻汁などの症状をもたらす．原因アレルゲンとしては花粉，ハウスダスト，動物の毛などがあげられる．

　e．じんましん

皮膚でのⅠ型アレルギー反応の結果起こってくるもので，ヒスタミンなどの作用により皮膚の血管の透過性が高まり，皮膚の浮腫が起こる．同時に血管が拡張し，紅斑を伴う．また，ヒスタミンなどの刺激により強い掻痒感もある．アレルゲンとしては，皮膚に接触する物質でウルシ，染料，化粧品，ニッケルやクロム，コバルトなどの重金属，ゴムなどが考えられる．また，虫刺されによっても起こってくる．

　f．アレルギー性胃腸炎（胃腸アレルギー）

食べ物がアレルゲンとなって起こることが多い．ヒスタミンなどの化学伝達物質により，腸運動の亢進による腹痛や下痢，粘膜の分泌亢進による下痢などが起こってくる．また，胃では腹痛，嘔吐が主症状となる．

5）アレルゲンの種類

アレルゲンになる物質には，表8－3に示すように多くの種類がある．アレルゲンの種類により，起こってくるアレルギーの症状も異なる．

表8－3　アレルゲンの種類

1．動物性のアレルゲン	ダニの死骸・糞，動物の毛・フケ（イヌ，ネコ，ウサギ，マウス，モルモット），羽毛（ガチョウ，ニワトリ），繊維（絹，羊毛）．
（食物）	魚（サバ，サンマ，イワシ，アジ，カツオ），牛乳，卵，牛肉，豚肉，カキ，エビ，イカ．
（虫）	ハチ，蚊．
2．植物性のアレルゲン	花粉（スギ，ブタクサ，ヨモギ，カモガヤ，カナムグラ，イチゴ，オオアワガエリ），キノコ（シイタケ胞子），ソバガラ，スギ材，クワ，ウルシ．
（食物）	コンニャク，ソバ，小麦粉，パン，タケノコ，ヤマイモ，フキ，ホウレン草，ナス，ピーナツ，大豆，コーヒー，チョコレート，ココア．
3．その他	薬（抗生物質；ペニシリン，セファロスポリン，サルファ剤，ホルモン剤，酵素剤，ピリン剤），染料，化粧品，ニッケル，コバルト，クロム，ゴム．

一般的には，比較的大きい花粉などでは，鼻アレルギーやアレルギー性結膜炎が起こる．それに対し，もっと小さくて気管の中まで入るようなダニの糞由来のタンパク質などは，気管支喘息を起こす．また，牛乳，卵，魚類などの食品類は胃腸アレルギーやじんましんなどを起こしやすい．

アレルゲンは必ずしもタンパク質にかぎらない．ペニシリンに代表される抗生物質やクロム，ニッケルなどの重金属もアレルゲンとなる．これらの物質はハプテンとしての作用をもち，キャリアと呼ばれる生体内のタンパク質と結合して複合体を形成して，はじめて免疫原性を獲得する（☞2章）．

6) I型アレルギー（アナフィラキシー）の診断

a. *in vivo* での診断

I型アレルギー患者の血清を正常人皮膚に注射し，さらにその部位に抗原を注射する．数分〜数十分後に発赤・腫脹などの局所アナフィラキシー皮膚反応が出現する．これを **Prausnitz-Küstner 反応**（P-K 反応）という．

また，アレルゲン検索のためには疑わしいアレルゲン液を皮内に注射（**皮内反応**）したり，皮膚を注射針などでひっかいてアレルゲン液を塗布し（**スクラッチテスト**），皮膚反応が出現するかどうかで判定する．

b. *in vitro* での診断

これには **RAST 法**（radioallergosorbent test）がある．これにより特定

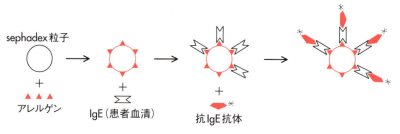

図8-4　RAST法の原理

の抗原に対応するIgEが半定量できる．方法はアレルゲンをセファデックス粒子やろ紙ディスクに結合し，患者血清中のIgEと反応させる．さらに，アイソトープを標識した抗IgE抗体を加え，放射活性を測定することにより，特異的なIgE量を測定しようとする方法である（図8－4）．

現在では，セファデックス粒子より，さらにアレルゲンを結合しやすいcapsulated hydrophilic carrier polymer（CAP）を用いたCAP RAST法が用いられている．また，同様の原理であるが，DPC IMMULYZE AlaSTAT IgE法なども開発されている．

さらに最近では，同時に多種のアレルゲンが測定できるmultiple antigen simultaneous test（MAST）も使われている．

その他，I型アレルギーの診断として，RIAによるIgEの定量なども行われる．

また，末梢血中の白血球の好酸球の割合を算出することも重要である．

7）I型アレルギーの治療

a．アレルゲンを避ける

原因アレルゲンを確かめ，もし，避けることが可能なアレルゲンならアレルゲンに接触しないようにすることが大事である．

ダニなどの場合は，畳やじゅうたんを日光消毒することによってアレルゲンの量を著しく減らすことが可能である．また，枕に使われているそば殻や食物などについても比較的避けるのが容易である．しかし，食物でも牛乳や卵などは多くの食品に混ざっており，避けるのが困難なこともある．

b．減感作療法　desensitization

初めわずかのアレルゲンを注射し，しだいにアレルゲンの量を増やしながら注射していく方法である．これによりIgEの産生が低下する．その機序としては，アレルゲンを繰り返し投与することにより抗原特異的制御性T細胞（Tr）が誘導されてくることや，抗原特異的IgG抗体の産生が起こることなどが考えられる．

また，アレルゲンを注射する方法以外に，アレルゲンを舌の下に置き，しばらくしてから飲み込むという舌下免疫療法が行われる．

c．ヒスタミン遊離の阻止

これにはインタール（ディソディウムクロモグリケート）やリザベン（トラニラスト），ザジテン（ケトティフェン）などの抗アレルギー薬投与が考えられる．また，アゼプチン（アゼラスチン）はロイコトリエンの産生および遊離を抑制する作用がある（☞17章）．

d．抗ヒスタミン薬

すでに遊離されたヒスタミンに対しては，その薬理作用を抑えるために抗ヒスタミン薬を投与する．

e．対症的治療

アレルギー疾患としての症状を起こしてしまった場合は，それぞれの症状に対する薬剤を投与する．例えば，気管支喘息の場合だと気管支拡張をはかるテオフィリン，ネオフィリン等を投与する．

f．ステロイド療法

副腎皮質ステロイドを投与する．この薬剤の作用機序は多彩であり，IgE 産生の抑制や抗ヒスタミン作用，抗炎症作用などが期待される．

g．心身の鍛錬

Ⅰ型アレルギーは遺伝的背景があり，また，精神的な背景によっても症状が著しく変動する．そのため身体を鍛え，精神的に強くすることも重要な治療法になる．

B． Ⅱ型アレルギー

1） Ⅱ型アレルギーの発現機構

Ⅱ型アレルギーのアレルゲンになるのは，細胞膜上の抗原，もしくは細胞膜に結合したハプテンである．細胞膜抗原あるいは膜に結合したハプテンに対して，IgG あるいは IgM 抗体が産生される．これらの抗体は，細胞膜表面上の抗原あるいはハプテンに結合し，抗原抗体複合体を形成する．そこに補体が結合すると，補体の章で述べたように C9 までの活性

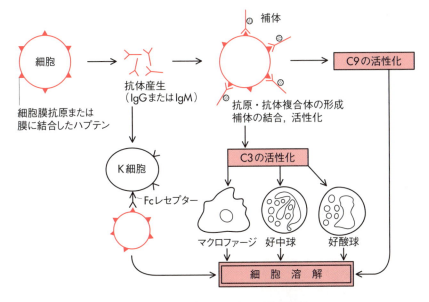

図 8－5　Ⅱ型アレルギーの発現機構

化が起こる．この時細胞膜の傷害が起こり，いわゆる細胞溶解反応が起こる．また，C3 までの活性化が起こった場合，マクロファージや好中球，好酸球などの貪食能が促進され，結果的にはこれらの細胞による細胞溶解が起こる．さらに，これらの細胞膜抗原またはハプテンに対する抗体は，K 細胞に働き，標的細胞の溶解を起こす．

以上のようにⅡ型アレルギーは，細胞膜上の抗原あるいはハプテンがアレルゲンとなって起こってくる細胞傷害反応といえる．

2）Ⅱ型アレルギーによって起こってくる病気

a．血液型不適合輸血

ヒトの末梢血中には，A 型のヒトでは抗 B 抗体，B 型では抗 A 抗体，O 型では抗 A および抗 B 抗体が存在する．そこで血液型の異なる血液が輸血された場合，抗原抗体反応が起こり，そこに補体が結合して赤血球

の破壊（溶血）が起こってくることになる．赤血球の破壊は循環性ショックを起こし，また，破壊産物により腎の急性尿細管壊死をきたす．

症状としては発熱，低血圧，腰背部痛，胸部圧迫感，嘔気，嘔吐などである．

 b. 新生児溶血性貧血　neonatal hemolytic anemia（胎児赤芽球症 erythroblastosis foetalis）（☞ Rh 式血液型 p.64）

 c. 自己免疫性溶血性貧血

自己の赤血球に対して抗体が産生された場合，Ⅱ型アレルギー反応によって赤血球が破壊される．この場合，クームス試験で陽性になる．

 d. 重症筋無力症

筋細胞膜上に局在するアセチルコリンレセプターに対する抗体によって起こってくるⅡ型のアレルギーである．神経筋接合部位が傷害を受けるため激しい筋力低下を伴う．

 e. Goodpasture 症候群

肺胞と糸球体基底膜に共通して存在する抗原に対し，自己抗体が産生されることがある．この結果，肺と糸球体にⅡ型アレルギー反応が起こり，肺と糸球体の障害が生じる．この場合，血痰，喀血，呼吸困難などを伴う呼吸器障害と糸球体腎炎を起こすことになる．これを Goodpasture 症候群という．

 f. 薬剤アレルギー

赤血球や血小板などに結合した薬剤がハプテンとして働き，これらに対して抗体が産生されてくる．このことによりⅡ型アレルギー反応が起こって，血小板減少性紫斑病（thrombocytopenic purpura），溶血性貧血（hemolytic anemia）などを起こしてくる．薬剤としてはクロルプロマジン，フェナセチン，アミノピリン，キニジン，セドルミトなどがあげられる．

C.　Ⅲ型アレルギー

アルサス反応（Arthus reaction）である．これは，抗原抗体複合体が補体系を活性化することにより種々の生理作用，血小板凝集などを引き起こ

し，組織に障害を与えることにより起こる．抗原抗体複合体（免疫複合体；immune complex）が形成されることによってⅢ型アレルギーが惹起されるので，Ⅲ型アレルギーによる疾患を**免疫複合体病**（immune complex disease）という．多くの自己免疫病の原因となっている．

1）アルサス反応　Arthus reaction

感作された動物の皮内に抗原を注射すると，1～2時間後に皮膚の発赤と腫脹が現れる．さらに，3～6時間でピークとなり，6～12時間で消失する．組織には好中球が浸潤し，やがて単核球や好酸球にかわっていく．病巣部には組織の出血，壊死がみられる．

この発症機序は次のように考えられている．抗原と抗体が複合体をつくり，そこに補体が結合する．補体の活性化によりアナフィラトキシン（anaphylatoxin）が産生され，ヒスタミンの放出が起こる．ヒスタミンの放出により，多核白血球の浸潤，組織の破壊，壊死，出血が起こる．

2）Ⅲ型アレルギーによって起こってくる病気

a．血清病　serum sickness

いろいろな治療の目的で異種血清を投与した後，3日～3週間目頃に起こってくる疾患である．

症状は発熱，全身倦怠感，じんましん様あるいは紅斑様発疹，関節痛，リンパ節腫脹，脾腫である．

血清病の発症機序としては，抗原抗体複合体が形成され，これが，全身の組織中，特に血管内に蓄積することによって起こると考えられる．

b．急性糸球体腎炎　acute glomerulonephritis

抗原抗体複合体が腎糸球体の基底膜上に蓄積することによって，腎糸球体基底膜が障害される．この場合の抗原になっているものは現在確定されていない．

溶血性レンサ球菌による咽頭炎やその他の感染症の後にこの病気が起こってくる．病巣感染（focal infection）の代表例である．

2 遅延型アレルギー（Ⅳ型アレルギー）

感作リンパ球（sensitized lymphocytes）に特異抗原が刺激すると，**サイトカイン**（cytokines）が放出される．これらサイトカインの働きにより，遅延型アレルギー特有の病像をあらわしてくる（図8－6）．

また，細胞が抗原となった場合は，細胞傷害性T細胞が誘導され，細胞傷害性反応を起こす．

A. Ⅳ型アレルギーにより起こってくる病気

1）接触性皮膚炎

いろいろな薬剤に接触することによって引き起こされる皮膚炎である．この場合，薬剤はハプテンとして働いていると考えられる．

2）ツベルクリン型反応

結核菌に感染したヒトに，結核菌より精製したタンパク質（PPD）を

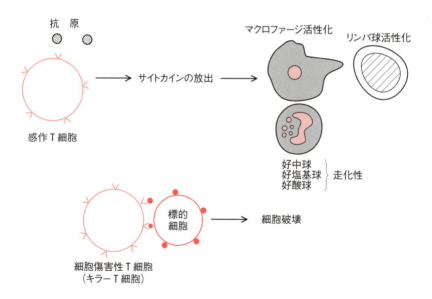

図8－6　Ⅳ型アレルギーの機構

皮内注射すると，24～48時間後に紅斑および膨疹が現れる．組織学的には単核球の浸潤，毛細血管の拡張などがみられる．

同様の反応は結核だけでなく，ハンセン病やブルセラ症など多くの感染症においてみられるので，皮内テストとして用いることができる．

その他Ⅳ型アレルギーによるものとして，移植片の拒絶反応や多くの自己免疫疾患が関係している．

B. Ⅳ型アレルギーの診断

1) *in vivo* での診断

a. 皮内反応

前腕屈側皮膚に抗原を注射すると24～48時間後に，発赤，硬結，腫脹が出現する．発赤，硬結の直径を測定することにより，患者が感作されているかどうか判定する．ツベルクリン反応が代表的であるが，その他の感染症（ハンセン病，真菌症など）の診断にも利用されている．

b. PHA皮内反応

mitogenの一種であるphytohemagglutinin（PHA）を皮内注射し，24～48時間後の皮内反応の有無をみる．細胞性免疫の判定に用いる．

c. DNCB試験

dinitrochlorobenzene（DNCB）のアセトン液を浸した布を前腕屈側あるいは大腿内側面に貼付し，48時間後にはがす（感作）．7～10日後に再び同じ液を浸した布を同部位に貼付し，48時間後における炎症反応の程度をみる．

2) *in vitro* での診断

a. リンパ球幼若化反応　blastogenesis

患者末梢血より分離したリンパ球にPHAやconcanavalin A（Con A）を加えて3～4日培養する．幼若化に伴いDNA合成が起こるので，^{3}H-チミジンを取り込ませ，取り込んだ量を測定する．PHAやCon Aを用いた時は非特異的な細胞性免疫能がわかるが，特異抗原でリンパ球を刺激すると特異的な幼若化反応がみられる．

• V型アレルギー

細胞表面抗原に対する抗体ができ，この抗体が細胞表面上の抗原と結合すると，細胞の機能が亢進することがある．これによって起こるアレルギー反応をV型アレルギーという．この例として，甲状腺細胞表面上の甲状腺刺激ホルモン (thyroid stimulating hormone：TSH) のレセプターに対するIgG抗体である long acting thyroid stimulator (LATS) が出現する．これは自己抗体 (autoantibody) の一種であり，TSHレセプターまたはその近くに結合することにより，細胞内のcyclic AMPを増加させる．これがセカンドメッセンジャーとして働き，甲状腺ホルモンの分泌亢進を引き起こすのである (図8－7)．

このように抗体が細胞表面上の抗原に結合することによって細胞機能の亢進を起こす現象は，抗リンパ球抗体によるリンパ球の幼若化反応にもみられる．

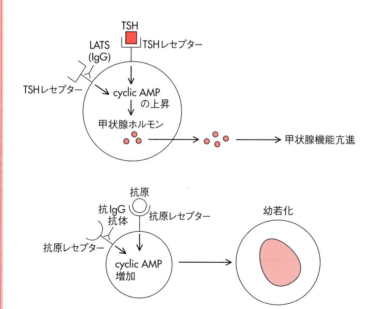

図8－7　V型アレルギー

b. マクロファージ遊走阻止試験　MI test

あらかじめヒトリンパ球を抗原で刺激して，MIF標品を作成しておく．モルモットなどからマクロファージを集め，毛細管につめ，MIF標品と共に培養する．遊走した領域の径あるいは面積を測定し，Mitogenic Index を算出する．

患者の白血球を毛細管につめ，抗原とともに培養し，Mitogenic Index を算出する試験法を白血球遊走阻止試験（LMIT）という．

3）**標的細胞傷害試験　cytotoxicity test**

あらかじめ ^{51}Cr で標識した標的細胞とリンパ球を培養する．数時間後，標的細胞が破壊されて培養上清中に放出された ^{51}Cr 量を測定する．

Chapter 9

サイトカイン

1 サイトカインとは

　サイトカイン（cytokines）は，もともとリンパ球が産生する生理活性物質を意味するリンホカイン（lymphokines）と同義語であった．すなわち，リンパ球をマイトジェンで刺激したり，抗原によって活性化することにより産生される物質の総称として名づけられたものである．やがて，同じような物質が，単球－マクロファージ系の細胞からも産生されることがわかり，これらをモノカイン（monokines）と名づけた．しかし，研究が進むにつれて，ある種のリンホカインはモノカインと呼ばれているものと同一物質であることが明らかになってきた．そこで，名前を統一する意味で，サイトカインという名称が提唱されたのである．

　現在，サイトカインの明確な定義はないが，一応次のように定義できる．
①細胞の産生する物質である．
②タンパク質または糖タンパク質である．
③分子量は数万であり，多くは 10〜50kDa の範囲にある．
④以下のような生物活性をもつ．
　　a）免疫調節作用
　　b）ウイルス感染細胞や腫瘍細胞の傷害誘導作用
　　c）細胞増殖促進あるいは抑制作用
　　d）細胞分化誘導作用

2　サイトカインの特徴

サイトカインはいろいろな点でホルモンとよく似ている．しかし，異なる点も多い．そこでホルモンと比較しながら，サイトカインの特徴を述べる．

サイトカインの大きな特徴は，まず1つのサイトカインが多彩な生物活性をもっていることである．このことは，多くの種類の細胞にサイトカインが作用し，生物活性を示すことを意味している．すなわち，多くの種類の細胞膜表面上にサイトカインのレセプターが存在していることを示している．

これに対し，ホルモンの場合，ホルモンのレセプターをもっている細胞の種類は極めて限られている．したがって，多くのホルモンは標的とする細胞，組織，臓器にしか生物活性を示さない．

第2の特徴としては，サイトカインを産生する細胞が多様なことである．多くのサイトカインは，リンパ系細胞，マクロファージ系細胞だけでなく，上皮系細胞，線維芽細胞，神経系細胞をはじめとするさまざまな細胞で産生される．一方，ホルモンでは産生細胞が決まっており，ほとんどの場合，内分泌腺上皮細胞である．

第3の特徴として，あるサイトカインが他のサイトカインと相互作用を営むことである．この場合，あるサイトカインが他のサイトカインの産生を増強したり，反対に抑制することがある．さらに，あるサイトカインが他のサイトカインの生物活性を促進したり，抑制することもある．例えば，インターフェロン（interferon：IFN）は，腫瘍壊死因子（tumornecrosis factor：TNF）の活性を増強するし，逆にTNFはIFNの活性を増強する．一方，IFN-γは，インターロイキン4（interleukin 4：IL-4）の産生を抑制するし，反対にIL-4はIFN-γの産生を抑制する．

一方，ホルモンでは刺激ホルモン（stimulating hormone）や放出ホルモン（releasing hormone）は知られているが，サイトカインほど多種のサイトカインと相互作用を営むことはない．

このようなサイトカイン同士の相互作用を模式図に表すと，網の目のようになることから，サイトカイン同士の相互作用をサイトカインネットワークという（図9－1）．サイトカインネットワークが生体内に存在することにより生体防御やさまざまな病態形成が行われているのである．

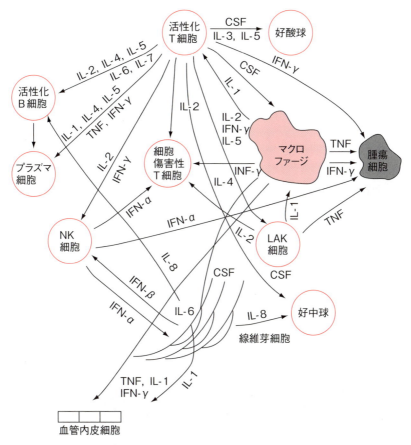

図9－1 サイトカインネットワーク
IL：interleukin, CSF：colony stimulating factor, IFN：interferon, TNF：tumor necrosis factor.
サイトカイン同士の相互作用は図に表すと網の目のようになることから，サイトカインネットワークと呼ばれている．

3 サイトカインの種類

サイトカインの定義が広がるにつれて,その種類もしだいに増えてきている.現在ではおよそ100種類くらいある(表9-1).

この中には,いわゆるA.リンホカイン,モノカイン,B.ケモカイン(chemokines),C.コロニー刺激因子(colony stimulating factors),D.造血因子,E.抗ウイルス物質,F.増殖因子(growth factors)がある.

リンホカイン,モノカインには,一連のインターロイキン(interleukins)と呼ばれるサイトカインがある.これらの多くは,マクロファージやリンパ球から産生され,免疫担当細胞の増殖や分化にあずかっている.その他,IFN-γ,TNFなどがある.

ケモカイン(chemokines)は,多核白血球を引き寄せる一群のサイトカインである.その代表として,IL-8がある.またこの仲間に **RANTES, MIP, MCP** などのサイトカインがある.いずれも,炎症反応を起こすのに

表9-1 サイトカインの種類

A. リンホカイン,モノカイン
- インターロイキン(IL)1～38
- インターフェロン(IFN)-γ
- 腫瘍壊死因子(TNFまたはTNF-α),リンホトキシン(LTまたはTNF-β)

B. ケモカイン
- IL-8
- RANTES
- I-309/TCA-3
- γIP-10
- MIP-1α,MIP-Iβ,MIP-2
- MCP-1, 2, 3

C. コロニー刺激因子(CSF)
- M-CSF
- G-CSF
- GM-CSF

D. 造血因子
- エリスロポエチン(EPO)
- トロンボポエチン(TPO)
- ステムセルファクター(SCF)
- 白血病阻害因子(LIF)

E. 抗ウイルス物質
- インターフェロン(IFN)-α
- インターフェロン(IFN)-β
- インターフェロン(IFN)-γ

F. 増殖因子
- 上皮増殖因子(EGF)
- トランスフォーミング増殖因子(TGF)
- 血小板由来増殖因子(PDGF)
- ケラチノサイト増殖因子(KGF)
- インスリン様増殖因子(IGF)
- 神経増殖因子ファミリー(NGF)
- brain-derived neurotrophic factor(BDNF)
- ciliary neurotrophic factor(CNTF)
- oncostatin M(OSM)
- 肝細胞増殖因子(HGF)

RANTES:regulated on activation, normal T-cell expressed and secreted

重要な役目をしている．

　コロニー刺激因子（colony stimulating factors：CSF）は，多核白血球やマクロファージの増殖・分化を促す物質である．

　IFNは，ウイルス増殖阻害作用をもっており，それ以外に抗腫瘍作用など多彩な生物活性がある．

　増殖因子（growth factors）としては，表9－1にあげているようなさまざまなものが知られている．いずれも，細胞の増殖を促進したり，抑制したり，分化を促す作用がある．

　以下に主なサイトカインを取り上げ説明する．

1）インターロイキン1　interleukin 1（IL-1）

　マクロファージより産生される分子量12,000～18,000のタンパク質で，T細胞の分裂増殖を引き起こす．また，IL-2レセプターの発現を誘導する．いろいろな生物活性が知られている．T細胞の活性化，IL-2レセプターの発現，B細胞の活性化や分化，内皮細胞の活性化，発熱作用，破骨細胞活性化，TNF，IFN，CSFなどの誘導，急性期タンパク質の誘導などを起こす．炎症やさまざまな疾患の病態形成に関与している．主な産生細胞はマクロファージであるが，その他好中球，T細胞，B細胞，NK細胞，血管内皮細胞，線維芽細胞などもある．αとβの2種類がある．αは159個の，βは153個のアミノ酸からできている．

2）インターロイキン2　interleukin 2（IL-2）

　ヒトのIL-2は分子量15,000のタンパク質で133個のアミノ酸からできている．細胞傷害性T細胞の誘導，NK活性の増強，リンホカイン活性化キラー細胞（lymphokine-activated killer cell：LAK）の誘導，IFN-γの産生の増強などがある．産生細胞は，T細胞である．

3）インターロイキン3　interleukin 3（IL-3）

　分子量27,000～41,000のタンパク質で133個のアミノ酸からできている．産生細胞はT細胞である．T細胞に働き増殖を促す．また，骨髄幹細胞に働いてその分化を促進する．

4）インターロイキン 4　interleukin 4（IL-4）

129 個のアミノ酸よりなる．分子量は 15,000〜19,000 のタンパク質である．産生細胞は $CD4^+$ T 細胞である．免疫グロブリン H 鎖のクラススイッチによる IgG1, IgE 抗体の誘導を行う．B 細胞の増殖・分化を促す．

5）インターロイキン 5　interleukin 5（IL-5）

分子量 46,000 であり，115 個のアミノ酸からなる．$CD4^+$ T 細胞が産生細胞である．比較的未分化の B 細胞に働き，抗体産生細胞へと増殖・分化させる．また，細胞傷害性 T 細胞の分化誘導や IL-2 レセプターの発現を誘導する．

6）インターロイキン 6　interleukin 6（IL-6）

分子量 21,000〜28,000 であり，212 個のアミノ酸よりできている．産生細胞は，T 細胞だけでなく，B 細胞，マクロファージ，線維芽細胞，血管内皮細胞，グリア細胞，腎メサンギウム細胞もある．B 細胞の分化を促すとされている．前の IL-4 とともに B 細胞を抗体産生細胞へと分化させる働きをもっている．また，T 細胞の増殖・分化，細胞傷害性 T 細胞の誘導，急性期タンパク質の誘導，メサンギウム細胞の増殖など多彩な生物学的活性が知られている．IL-1 と同じように炎症やさまざまな疾患の病態形成に関係している．

7）インターロイキン 7　interleukin 7（IL-7）

分子量 25,000 で，154 個のアミノ酸よりなる．骨髄や胸腺のストローマ細胞より産生される．主な作用として，未熟な B 細胞の増殖・分化，T 細胞の増殖・分化がある．

8）インターロイキン 8　interleukin 8（IL-8）

分子量 7,000 で，72 個のアミノ酸からできている．産生細胞は，マクロファージ/単球系細胞，線維芽細胞，血管内皮細胞，肝がん細胞などである．好中球遊走因子としての作用がある．さらに好中球の活性化，T 細胞や好塩基球の遊走能の亢進，好塩基球のヒスタミン，ロイコトリエン分泌促進などを起こす．

9) インターロイキン 9　interleukin 9（IL-9）

分子量 40,000 で，126 個のアミノ酸からなる．産生細胞は $CD4^+$ T 細胞である．ヘルパー T 細胞の増殖，肥満細胞の増殖，赤血球の増殖・分化などを起こす．

10) インターロイキン 10　interleukin 10（IL-10）

分子量は 19,000 で，160 個のアミノ酸からなる．産生細胞は，T 細胞，B 細胞，肥満細胞株などである．T 細胞からの IFN-γ 産生の抑制，T 細胞や肥満細胞の増殖が主な作用である．

11) インターロイキン 11　interleukin 11（IL-11）

分子量は 23,000 で，199 個のアミノ酸からできている．産生細胞は，骨髄ストローマ細胞や線維芽細胞である．B 細胞の分化，造血幹細胞芽球コロニーの増殖，マクロファージの増殖・分化，巨核球の分化が主たる作用である．

12) インターロイキン 12　interleukin 12（IL-12）

分子量は約 70,000 で，40,000 と 30,000 の 2 つのサブユニットからなるヘテロダイマーである．それぞれのサブユニットはジスルフィド結合で結ばれている．アミノ酸はそれぞれ，253 個と 328 個である．産生細胞は，B 細胞およびマクロファージである．T，NK 細胞からの IFN-γ の産生誘導，活性化 T，NK 細胞の増殖促進，NK 細胞の活性化，ヘルパー T 細胞の分化促進作用などがある．

13) インターロイキン 13　interleukin 13（IL-13）

分子量 17,000 で，132 個のアミノ酸からできている．産生細胞は T 細胞である．単球からの IL-1，IL-8，TNF-α の産生抑制，HIV 増殖抑制，B 細胞の増殖促進，LGL からの IFN-γ 産生誘導などの作用がある．

14) インターロイキン 14　interleukin 14（IL-14）

分子量は，60,000 で，483 個のアミノ酸からできている．産生細胞は，T 細胞および B 細胞株である．活性化 B 細胞の増殖，抗体産生抑制などの作用がある．

15）インターロイキン 15　interleukin 15（IL-15）

分子量は，14,000～15,000で，114個のアミノ酸からできている．産生細胞は，単核球，胎盤，骨格筋，腎，肺，肝，心，骨髄ストローマ細胞，上皮細胞などである．細胞傷害性T細胞の増殖を起こす．

16）インターロイキン 16　interleukin 16（IL-16）

分子量は，13,500で，130個のアミノ酸からできている．産生細胞は，$CD4^+$細胞，$CD8^+$細胞，気管支上皮細胞，好酸球などである．$CD4^+$細胞でのHIV増殖阻害，$CD4^+$細胞に対する走化作用，活性化作用，好酸球走化作用などがある．

17）インターロイキン 17　interleukin 17（IL-17）

分子量は，15,000で155個のアミノ酸からできている．産生細胞は，$CD4^+$細胞である．骨髄ストローマ細胞，線維芽細胞，血管内皮細胞でのIL-6の誘導作用などがある．

18）インターロイキン 18　interleukin 18（IL-18）

分子量は，18,000で，193個のアミノ酸からできている．産生細胞は，マクロファージ，ケラチノサイト，骨芽細胞様細胞，小腸上皮細胞，脳下垂体，副腎皮質などである．IFN-γの誘導，Fasリガンドの発現増強，NK活性の増強，GM-CSFの産生誘導，リンパ球増殖促進，抗腫瘍作用などがある．

19）インターロイキン 19　interleukin 19（IL-19）

IL-19は，IL-10サイトカインファミリーの一員である．分子量は，IL-10と同様35,000～45,000のホモダイマーの糖タンパク質であろうと推定されている．産生細胞は活性化マクロファージであると考えられている．IL-19の正確な生物学的作用などについてはよくわかっていない．

20）インターロイキン 20　interleukin 20（IL-20）

IL-20もIL-19と同じくIL-10サイトカインファミリーの一員である．ヒトIL-20とマウスIL-20は，いずれも176個のアミノ酸から構成されている．ヒトIL-20遺伝子は第1染色体長腕に存在する．作用について

は，IL-10 が炎症反応を抑制するように働くのに対して，IL-20 は炎症反応を促進するといわれている．生物学的意義についてはよくわからないが，IL-20 レセプターが乾癬表皮角化細胞で発現していることから，乾癬の発症と関係があるかもしれない．

21) インターロイキン 21　interleukin 21（IL-21）

ヒト IL-21 の前駆体は，162 個のアミノ酸からなり，シグナルペプチドが外れると 130 個のアミノ酸になる．この成熟型の IL-21 の分子量は約 15,000 である．IL-21 は活性化 T 細胞，特に活性化 $CD4^+$ T 細胞から産生されると考えられている．IL-21 の作用としては，静止期 B 細胞の増殖を誘導することはできないが，抗 CD40 抗体の共存下では，B 細胞の増殖を促進する．しかし，抗 IgM 抗体と IL-4 による B 細胞増殖の誘導に対しては逆に抑制的に働く．このように，IL-21 は共刺激物質の性状により，B 細胞の増殖を促進したり抑制したりする．また，T 細胞に対しても増殖活性を示す．NK 細胞の増殖分化の促進も報告されている．

22) インターロイキン 22　interleukin 22（IL-22）

マウス IL-22 およびヒト IL-22 は，それぞれ N 末端にシグナルペプチドを含む 180 個および 179 個のアミノ酸から構成されている．IL-10 との間で 22％の相同性がみられることから，IL-10 サイトカインファミリーの一員であると考えられる．T 細胞，特に CD4 陽性 T 細胞が産生細胞と考えられている．標的細胞は肝細胞で，急性期タンパク質の誘導を行う．

23) インターロイキン 23　interleukin 23（IL-23）

IL-23 は p19 というタンパク質と IL-12p40 の分子内ジスルフィド結合によりできた異型 2 量体である．p19 は 189 個のアミノ酸から構成されている．分子量は 18,700 である．IL-23 の産生細胞としては，マクロファージ，樹状細胞，Th1 細胞，Th2 細胞，胸腺，腸管パイエル板のリンパ系組織や内皮細胞などである．IL-23 は活性化メモリー T 細胞に働き，増殖反応やインターフェロン γ 産生を促進する．また，Th1 細胞への分化を促進して，細胞性免疫を活性化する．

24）インターロイキン 24　interleukin 24（IL-24）

IL-24 も IL-10 サイトカインファミリーの1つである．206 個のアミノ酸から構成され，23,600 の分子量であると考えられている．IL-10 と同様，第1染色体長腕に存在する．IL-24 は，単球，NK 細胞に作用して，炎症性サイトカインの産生を促進する．また，表皮角化細胞の増殖の促進も報告されている．さらに，メラノーマ細胞に働いてアポトーシスを誘導する．

25）インターロイキン 25　interleukin 25（IL-25）

IL-25 は IL-17 サイトカインファミリーの1つである．ヒト IL-25 は N 末端にリーダー配列を含む 161 個のアミノ酸残基から構成される分子量 16,700 のタンパク質である．活性化 CD4 陽性 T 細胞から産生される．なかでも，Th2 が産生細胞として大きな役割を果たしていると考えられる．IL-25 の生理的な意義についてはわかっていないが，病理的には気管支喘息の病態形成に関係しているものと考えられる．また，好酸球の増殖にも関係していると考えられる．IL-25 は IL-4，IL-5，IL-13 などの産生を誘導することにより，これらのサイトカインの作用を介して間接的に高 IgE 血症，血中好酸球増多，粘液産生などを引き起こすことが明らかになってきている．

26）インターロイキン 26　interleukin 26（IL-26）

ヒト IL-26 は，21 個のシグナルペプチドを含む 171 個のアミノ酸残基から構成されている．ヒト IL-10 との間ではアミノ酸レベルで 24.7％の相同性がみられる．ヒト IL-26 の遺伝子は第 12 染色体長腕に存在する．産生細胞としては，活性化メモリー Th1 細胞があげられる．

27）インターロイキン 27　interleukin 27（IL-27）

IL-27 は，p28 と EB13 というタンパク質の異型 2 量体である．p28 は IL-6，IL-12 サイトカインファミリーに属するもので，分子量が 28,000 で，アミノ酸が 243 個から構成されている．また，EB13 は，Epstein Barr-virus-induced gene3 と呼ばれるもので，タイプ I サイトカインレセプター

のうちの IL-6 〜 IL-12 系に属するものである．産生細胞としては，マクロファージ系と樹状細胞があげられる．また，胎盤合胞体栄養細胞なども産生細胞の1つと考えられる．作用としてはナイーブT細胞に働き，増殖反応やインターフェロンγ産生を誘導する．また，IL-27 は IL-12 と相乗的に働き，インターフェロンγの産生を増強する．その結果として，Th1 細胞の分化を促進し，細胞性免疫を活性化する．

28) **インターロイキン 28　interleukin 28（IL-28）**

I型インターフェロンおよびインターロイキン 10 に類似した構造をしており，インターフェロン$\lambda 2$ ともいわれている．前駆体タンパク質は，200 個のアミノ酸からできており，成熟体は，175 個である．PBMC が産生細胞である．抗ウイルス作用があり，ウイルス感染防御にあずかっている．また，クラスII抗原発現亢進作用もある．レセプターは，CD28 レセプターα鎖と IL-10 レセプターβ鎖からなる．

29) **インターロイキン 29　interleukin 29（IL-29）**

IL-28 とほぼ同じである．インターフェロン$\lambda 1$ ともいわれている．前駆体タンパク質は，200 個のアミノ酸からできており，成熟体は，181 個である．産生細胞，作用は，IL-28 と同じである．

30) **インターロイキン 31　interleukin 31（IL-31）**

分子量は，28kDa で，前駆体タンパク質は，164 個のアミノ酸からなり，成熟体は，141 個からできている．産生細胞は，活性化T細胞，活性化 $CD4^+$ T細胞，Th2 であり，アトピー性皮膚炎，喘息の発症に関与している．また，ケモカインの誘導作用もある．

31) **インターロイキン 32　interleukin 32（IL-32）**

分子量は，27kDa で，134 個のアミノ酸からできている．産生細胞は，活性化T細胞，NK細胞，PBMC，上皮系細胞である．単球やマクロファージに作用し，TNF-α，ケモカインの誘導，炎症反応惹起，RA 病態形成に関連している．

32）インターロイキン 33　interleukin 33（IL-33）

分子量は，30.7kDa で，270 個のアミノ酸からできている．産生細胞は，気道上皮細胞，平滑筋，血管内皮細胞，活性化樹状細胞，マクロファージ，線維芽細胞である．IL-1 ファミリーに属する．アレルギーの惹起，Th2 サイトカインの誘導，RA，クローン病と関連している．

33）インターロイキン 34　interleukin 34（IL-34）

242 個のアミノ酸からできている．産生細胞は，脾臓，皮膚や脳の細胞である．樹状細胞の初期分化，単球の増殖，CFU-GM，CFU-M の増殖，単球における CD14 や CD16 の発現を促す．

34）インターロイキン 35　interleukin 35（IL-35）

IL-12 の α 鎖（35kDa）と IL-27 の β 鎖（33kDa）からなるヘテロダイマーである．産生細胞は，Foxp3$^+$T 細胞（制御性 T 細胞）の作用を受けた T 細胞である．エフェクター T 細胞の増殖抑制，Th17 の分化抑制を引き起こす．

35）インターロイキン 36　interleukin 36（IL-36）

IL-1 ファミリーに属する．表皮細胞の増殖とサイトカインの産生を誘導する．

36）インターロイキン 37　interleukin 37（IL-37）

IL-1 ファミリーに属する．産生細胞は，活性化マクロファージ，樹状細胞，単球，上皮細胞である．マクロファージに作用し，炎症性サイトカインの産生を抑制する．

37）インターロイキン 38　interleukin 38（IL-38）

IL-36 レセプター・アンタゴニストの類似体であり，抗炎症作用がある．産生細胞は，表皮基底細胞，活性化 B 細胞である．

38）インターフェロン　interferon

γ 型インターフェロンである．分子量は約 20,000 で，143 個のアミノ酸よりできている．抗ウイルス作用をもっている．また，MAF の一部であるともいわれている（次頁，Memo）．

39) **腫瘍壊死因子　tumor necrosis factor（TNF），リンホトキシン lymphotoxin（LT）**

マクロファージの産生する物質で，156個のアミノ酸よりなり，分子量は約17,000である．TNFもリンホトキシンもともに腫瘍細胞の傷害反応を起こす．TNFとLTとは構造上よく似ている．また，遺伝子の位置関係も近いことから，TNFをTNF-α，LTをTNF-βということもある．

40) **コロニー刺激因子　colony stimulating factor（CSF）**

骨髄の造血系幹細胞（hemopoietic〔hematopoietic〕stem cells）に働いて増殖・分化を誘導する因子．この中には，GM-CSF，M-CSF，G-CSFなどが知られている．GM-CSFは多核白血球（顆粒球）・マクロファージを，M-CSFは単球・マクロファージを，G-CSFは多核白血球の分化を誘導する．

41) **stem cell factor（SCF）**

分子量約30,000で，膜結合型と分泌型の2つがある．最も未分化な多能性幹細胞の増殖促進，巨核球系幹細胞の増殖促進，肥満細胞の増殖促進，G-CSF，エリスロポイエチン存在下での好中球コロニー，赤芽球バーストの増殖促進などの作用がある．

Memo

・**インターフェロン　interferon（IFN）**

インターフェロンは細胞がウイルスに感染した時，細胞より産生される物質である．この物質は，ウイルス未感染の細胞に働いて細胞を抗ウイルス状態にし，感染してきたウイルスの増殖を阻害する．

白血球にウイルスが感染した時につくられるのをα型インターフェロン（IFN-α），線維芽細胞にウイルスが感染した時につくられるのをβ型インターフェロン（IFN-β）という．

また，ウイルス感染には関係なく，感作リンパ球への抗原刺激や正常リンパ球のマイトジェン刺激でつくられるのをγ型インターフェロン（IFN-γ）という．

IFNには，抗ウイルス作用だけでなく，抗体産生抑制作用，マクロファージ活性化作用，NK活性増強作用，細胞増殖抑制作用，抗腫瘍作用などさまざまな生物活性がある．

4 サイトカインの役割

A. 免疫系の調節機構

　サイトカインの大きな働きの1つとして，免疫系の調節があげられる．多くのサイトカインは免疫担当細胞の増殖や分化の調節にあずかっている．さらに，免疫担当細胞活性の調節も大きな役割の1つといえよう．これらの作用が相互的に働くことにより，言い換えればサイトカインネットワークがうまく機能することにより免疫系の調節が営まれているのである．

　サイトカインの産生細胞は前項で述べたように多岐にわたるが，免疫系の調節という観点からみると，1型ヘルパーT細胞（Th1）から産生されるサイトカインと2型ヘルパーT細胞（Th2）から産生されるサイトカインに分けられる（図9-2）．すなわち，Th1からはIFN-γ，TNF-β，IL-2などが産生される．一方，Th2からはIL-4，IL-5，IL-6，IL-10が産生される．さらに，IL-2やIFN-γはTh1への分化を促し，IL-4やTNF-βはTh2

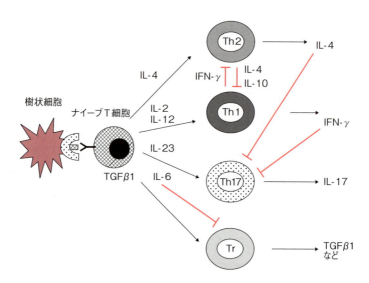

図9-2　ヘルパーT細胞と制御性T細胞

の分化を促す．そして，IFN-γはTh2への分化を抑制し，IL-4やIL-10はTh1への分化を抑制する．

Th1は細胞性免疫を，Th2は体液性免疫を司っている．

さらに，IL-17を産生するTh17もある．これは，ナイーブT細胞（抗原刺激を受ける前の細胞）にIL-23が働くとTh17になる．Th17の役割は，まだよくわかっていないところもあるが，細胞外細菌の排除や自己免疫に関係しているといわれている．

また，ナイーブT細胞にTGFβが働くと制御性T細胞（regulatory T cells：Tr）に分化する．これは，TGFβ1を産生し，免疫系の抑制にあずかる．また，Th17とTrは，相互に抑制する関係にある（図9-2）．

このように，IFN-γ，TGFβ1，IL-2，IL-4，IL-6，IL-10，IL-12，IL-17，IL-23などのサイトカインが免疫調節に密接に関係していることがわかる．

B. サイトカインと生体防御

サイトカインの大きな役割の1つは生体防御にあるといえよう．すなわち，サイトカインによる免疫系の増強，マクロファージ，NK細胞，好中球活性の増強，抗ウイルス作用，抗腫瘍作用などである．これらを総合して，生体防御が営まれているのである．なかでも，IFNはウイルス感染症では感染初期に特に重要な役割を果たしている．その他，IFN-γ，TNF，IL-12，IL-18などにはマクロファージやNK細胞の活性化作用があり，種々の感染だけでなく，腫瘍に対しても防御的な作用をしている．

C. サイトカインと病態形成

サイトカインは，炎症反応惹起作用があることから，さまざまな疾患の病態形成に関係している．特に，関節リウマチ，全身性エリテマトーデス（SLE）をはじめとする自己免疫病，アレルギー疾患，劇症肝炎，さまざまな悪性腫瘍，糖尿病，動脈硬化などがあげられる（表9-2）．

これらの疾患の病態形成にあずかっているサイトカインは，いわゆる炎症性サイトカインであり，IL-1，IL-6，TNF，IFN-γなどである．

これらのサイトカインは，上記で述べたような疾患の患者の血液や組織中で検出される．また，これらのサイトカインの検出レベルと疾患の重症度が平行していることも多い．

　さらに，最近多くのサイトカインが生理的状態においても発現していることが明らかになってきている．サイトカインの個体発生や生理機能における役割が注目されている．

表9－2　サイトカインが病態形成に強く関与していると思われる疾患の例

1. 各種感染症，エンドトキシンショック
2. Ⅰ型アレルギー（花粉症，喘息，じんましん，アトピー性皮膚炎など）
3. 関節リウマチ，SLEなどの膠原病
4. 劇症肝炎，膵炎
5. 白血病をはじめとする悪性血液疾患
6. 動脈硬化
7. 神経系変性疾患（多発性硬化症，アルツハイマー病など）
8. 腎炎，ネフローゼ症候群
9. 悪性腫瘍
10. 骨粗鬆症などの骨の代謝異常
11. 特発性肺線維症，ARDSなどの肺疾患
12. Ⅰ型糖尿病

Chapter 10
組織適合性抗原と移植免疫反応

　臓器移植（organ transplantation）を行った場合，移植片によりしばしば免疫応答が起こる．これを移植免疫という．臓器を提供するものを**供与者**（donor）と呼び，受け取る側を**受容者**（recipient）と呼ぶ．供与者と受容者が同一個体である時を**自家移植**（autograft），同一個体ではないが，一卵性双生児間のように同一の遺伝子をもっているもの同士である時を**同系移植**（isograft）という．また，供与者と受容者が同種異系である場合，**同種異系移植**（allograft），異種の関係にある時，**異種移植**（xenograft）という．

　同種移植においては移植片により受容者が免疫され，いわゆる**移植免疫反応**（transplantation immunity）が起こる．これは個体間の遺伝子が異なり，その遺伝子産物が抗原として認識され，移植免疫反応が起こってくるものと考えられる．この抗原を**組織適合性抗原**（histocompatibility antigens）と呼ぶ．遺伝子は1つではなく，多くの組織適合系（histocompatibility system）が関与している．このうち特に強い組織不適合を引き起こすものを**主要組織適合遺伝子複合体**（major histocompatibility complex：MHC）という．各動物に1つずつ存在していると考えられる．マウスの場合H-2，ラットの場合Rt-1，ヒトの場合HLAという．

1 HLA (human leukocyte antigen)

　HLA抗原の遺伝子は6番目の染色体の短腕に位置している．HLAはHLA-A, B, C, DP, DQ, DRの6つの遺伝子群があり，一対の相同染色体となっている（図10－1）．1本の染色体上にHLA-A, C, B, DR,

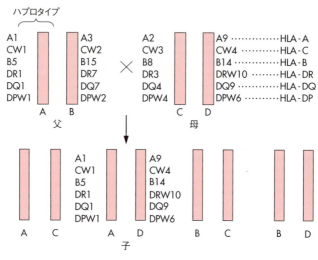

図10－1　HLA遺伝子

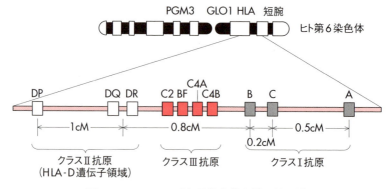

図10－2　HLA遺伝子複合体と抗原特異性

DQ, DP体という順序で並んでいる（図10－2）．この遺伝子群を**HLA ハプロタイプ**（haplotype）という．子供のHLA表現型は父方のHLAハプロタイプの1つと母方のHLAハプロタイプのうちの1つを受け継いで決定される．それぞれの遺伝子群には表10－1に示すように多くの種類が知られている．

HLA-A，B，Cは**クラスI抗原**（class I antigens）と呼ばれている．細胞傷害性T細胞（Tc）が，腫瘍細胞，移植片細胞，ウイルス感染細胞などの細胞表面抗原を認識する時，クラスI抗原と一緒に認識することが必須である（☞図5－18, p.51）．ほとんどすべての細胞の膜表面上に存在している．これらはいずれも，これらの抗原に対する抗血清（抗体）と補体による細胞傷害性試験により，血清学的に同定される．したがって，これらの抗原を**SD抗原**（serologically determined antigens）という．HLA-DP，DQ，DRはHLA-D領域（HLA-D region）に属し，**クラスⅡ抗原**（class Ⅱ antigens）と呼ばれている．このうちのあるものは，混合リンパ球反応（mixed lymphocyte reaction；MLR）によって同定されるので，一般にHLA-D領域の抗原を**LD抗原**（lymphocyte-defined antigens）という．HLA-D領域の抗原は，Bリンパ球，マクロファージ，活性化T細胞や血管の内皮細胞などに限局されている．ヘルパーT細胞による抗原認識には，これらの抗原が必須となる．HLA-DR，DQ抗原は，抗血清を用いた補体による細胞傷害性試験で同定する．また，HLA-DおよびDP抗原はMLR反応で同定する．

クラスI抗原とクラスⅡ抗原の遺伝子の間には，補体成分（C2，C4，B因子）や副腎皮質でのステロイドホルモンの代謝に関与するシトクロムP-450である21-hydroxylaseをコードする遺伝子がある．これらを**クラスⅢ抗原**（class Ⅲ antigens）という（図10－2）．

クラスI抗原の構造は細胞表面より突き出た2本の糖タンパク質よりなる．1本は**重鎖**（heavy chain）で，分子量は44,000である．もう1つは第15染色体上の遺伝子にコードされているβ_2-ミクログロブリン

表 10 － 1　HLA 抗原（WHO, 1996）

A	B		C	D	DR	DQ	DP
A1	B5	B50(21)	Cw1	Dw1	DR1	DQ1	DPw1
A2	B7	B51(5)	Cw2	Dw2	DR103(1*)	DQ2	DPw2
A203(2*)	B703(7*)	B5102	Cw3	Dw3	DR2	DQ3	DPw3
A210(2*)	B8	B5103	Cw4	Dw4	DR3	DQ4	DPw4
A3	B12	B52(5)	Cw5	Dw5	DR4	DQ5(1)	DPw5
A9	B13	B53			DR5		
A10		B54(22)					
A11	B14	B55(22)	Cw6	Dw6	DR6	DQ6(1)	DPw6
Aw19	B15	B56(22)	Cw7	Dw7	DR7	DQ7(3)	
A23(9)	B16	B57(17)	Cw8	Dw8	DR8	DQ8(3)	
A24(9)	B17	B58(17)	Cw9(w3)	Dw9	DR9	DQ9(3)	
A2403(9*)	B18	B59	Cw10(w3)	Dw10	DR10		
A25(10)			Cw11				
A26(10)	B21	B60(40)		Dw11(w7)	DR11(5)		
A28	B22	B61(40)		Dw12	DR12(5)		
A29(19)	B27	B62(15)		Dw13	DR13(6)		
A30(19)	B2708	B63(15)		Dw14	DR14(6)		
A31(19)	B35	B64(14)		Dw15	DR1403(6*)		
	B37				DR1404(6*)		
					DR15(2)		
A32(19)	B38(16)	B65(14)		Dw16	DR16(2)		
A33(19)	B39(16)	B67		Dw17(w7)	DR17(3)		
A34(10)	B3901(16*)	B70		Dw18(w6)	DR18(3)		
A36	B3902(16*)	B71(70)		Dw19(w6)			
A43	B40	B72(70)		Dw20	DR51		
	B4005(21*)						
	B41						
	B42						
A66(10)	B44(12)	B73		Dw21	DR52		
A68(28)	B45(12)	B75(15)		Dw22	DR53		
A69(28)	B46	B76(15)		Dw23			
A74(19)	B47	B77(15)		Dw24			
A80	B48	B7801		Dw25			
		B81					
	B49(21)	Bw4		Dw26			
		Bw6					

（　）内のものが分割してできる．（ ＊ ）内の数字のものの変異体

組織適合試験(図10-3)

これには,細胞傷害性試験(cytotoxicity test)と混合リンパ球反応(mixed lymphocyte reaction:MLR)の2通りがある.

細胞傷害性試験は,リンパ球と,あらかじめ用意しておいたMHCクラスIまたは一部のクラスII抗原に対する抗血清と反応させ,補体を加えることによって細胞傷害性をみる方法である.細胞傷害性の測定には,^{51}Crの放出やトリパンブルー色素除外法で行う.

MLC反応は,クラスII抗原のHLA-DやHLA-DP抗原の検出に使われる.マイトマイシンCあるいはX線照射したdonorのリンパ球とrecipientのリンパ球を混合培養し,2~5日後に起こってくるrecipient細胞の幼若化の程度を^3H-チミジンの取り込みで測定する方法である.

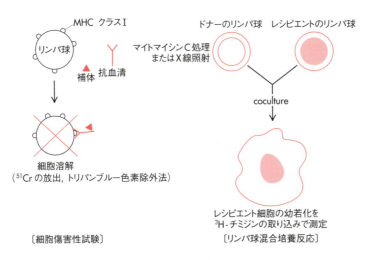

図10-3 組織適合試験

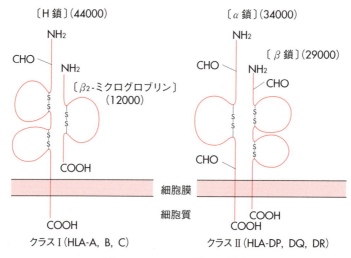

図10－4　HLA抗原の構造

（β_2-microglobulin）で，分子量は12,000である（図10－4）．

また，クラスⅡ抗原は同じように2本鎖の糖タンパク質よりなる．**α鎖**（α chain）といわれる分子量34,000のものと，**β鎖**（β chain）といわれる分子量29,000のものである．クラスⅡ抗原は主として免疫担当細胞の細胞表面上に存在する．

多くの免疫に関連する分子の構造は，免疫グロブリンと同じように2本鎖の構造をとっている．しかもいくつかのドメインで構成され，さらにドメインの遺伝子の塩基配列やアミノ酸配列に類似性がみられる．このため，一連のこのような構造をもつ分子を**免疫グロブリンスーパーファミリー**（Ig-superfamily）という．これらの中には，各免疫グロブリンはもちろん，細胞表面免疫グロブリン（sIg；B細胞抗原レセプター），T細胞抗原レセプター，MHCクラスⅠおよびⅡ抗原，Thy1抗原，CD4，CD8など多くのものが含まれる（図10－5）．

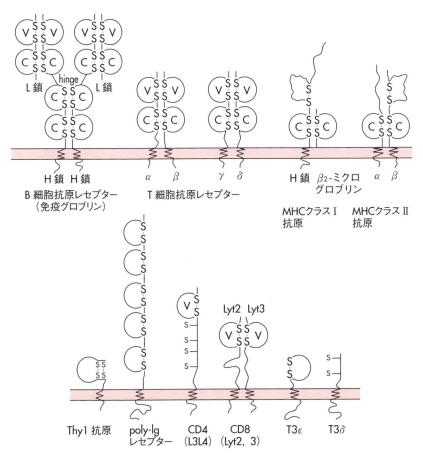

図10－5　免疫グロブリンスーパーファミリーのドメイン構造

2　マウスの主要組織適合系（H-2）

　マウスの主要組織適合系の代表的なものにはH-2系（H-2 complex）がある．これは17番目の染色体上に位置している．図10－6に示すようにH-2領域の中は，K，I，S，G，Dの5つの領域に分けられている．I領域には，さらにI-A，I-B，I-J，I-E，I-Cの5つの領域がある．

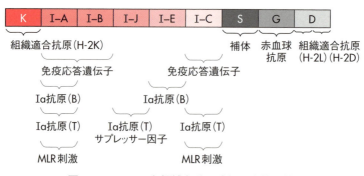

図10－6　H-2各領域とその遺伝子産物の性状

H-2KとDは，HLAのA，B，Cに相当し，細胞傷害性試験により検出される．移植抗原としての機能がある．

S領域の遺伝子産物として補体の第4成分があげられる．G領域には赤血球抗原が支配されているものと思われる．

I領域は免疫応答性を支配していることから，**免疫応答遺伝子**（Ir gene）という．この遺伝子は抗原特異的な免疫応答能力を支配している．I領域には多数の抗原に対する免疫応答を支配する，それぞれの遺伝子が集中していると考えられる．

また，I領域は混合リンパ球反応（mixed lymphocyte reaction：MLR）の反応性を支配する遺伝子がI-A，I-C領域に存在する．また，制御性T細胞による免疫応答の抑制はI-J領域の遺伝子産物により行われる．

I領域にある遺伝子群により表現される遺伝子産物（抗原）を**Ia抗原**（I region-associated antigen）といい，Ia1からIa23まで知られている．Ia抗原は，Bリンパ球，活性化Tリンパ球，マクロファージ，脾，リンパ節，上皮細胞，精子などに存在する．

3　HLAと疾患

　ある種の遺伝的な病気は特定のHLA型と密接に関係している．しかし，その疾患とHLA型との関係のある理由については明らかにされていない．疾患の原因となる遺伝子が偶然HLA遺伝子の近隣にあることも考えられるが，6番目の染色体以外に原因遺伝子のあることもあり，必ずしもこれで説明できない．ある特定のHLAは，民族にある程度の特異性があり，ある民族によくみられる疾患と相関してくることも考えられる．また，HLAそのものよりも免疫応答遺伝子が疾患と関係があるとする説もある．免疫応答遺伝子とHLA遺伝子が，きわめて近隣に存在しているため，HLAと疾患の間に相関が成り立つとするものである．今までに特定のHLA型と関係があるといわれている疾患を表10－2に示す．

表10－2　HLAとヒトの疾病との関係

病名	HLA	病名	HLA
強直性脊椎炎	B27	ブタクサアレルギー	DR2－Dw2
ライター病	B27	Vogt-小柳-原田病	CR4, DQ4, DQB1
尋常性乾癬	Cw6		
インスリン依存性糖尿病	Dr4, DQA1, DQB1	シェーグレン症候群	B8
		関節リウマチ	DR4
全身性エリテマトーデス	DR2, DR3	ベーチェット病	B51, B5
重症筋無力症	DR9, DR13, DR3	多発性硬化症	DR2
		アトピー	A1, A3, B8, Dw2, Dw8
		ナルコレプシー	DR2

4 移植免疫反応 transplantation immunity

生体に臓器を移植する時，これらが異系（allogenic）であると**拒絶反応**（rejection）が起こってくる．これの原因としては主要組織適合系（major histocompatibility system）が異なり，それの遺伝子産物が抗原となって免疫反応が起こってくることによると考えられる．

腎移植拒絶反応には反応の出現する時期により，**hyperacute rejection, acute rejection, chronic rejection** に分けることができる．hyperacute

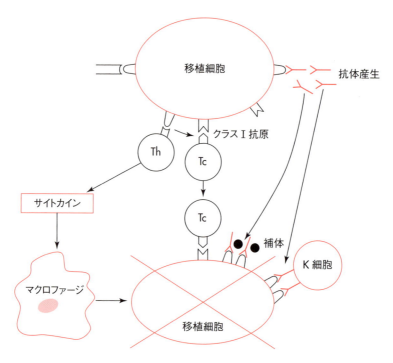

図10－7　移植免疫反応の機構

rejection は，あらかじめ感作されている受容者（recipients）に移植片を移植した時にみられる．移植後数分で出現する．非 HLA 性の内皮抗原に対する抗体の存在によると考えられる．acute rejection は移植後 7～21 日で出現するもので，発熱，悪寒，乏尿，移植片の膨化を伴う．acute rejection には主として細胞性免疫が関与している．chronic rejection は移植後数カ月から数年して起こってくるもので，抗原抗体複合体が組織障害を起こすことによる．

　拒絶の機構としては，細胞性免疫と体液性免疫の 2 つが関係している．細胞性免疫としては**細胞傷害性 T 細胞**が移植片細胞を破壊することが考えられる．また，K 細胞による **ADCC**（antibody-dependent cell-mediated cytotoxicity）や**マクロファージによる標的細胞傷害**もある（図 10 - 7）．

　一方，体液性免疫では免疫複合体を形成し，**補体**とともに**組織障害**を起こす．移植片拒絶の治療にはいろいろな免疫抑制薬，抗リンパ球血清などの投与を行う．また，移植前に胸腺摘出や放射線照射を行うこともある．

5　GVH 反応

　通常の移植反応は移植片（graft）に対する宿主（host）の免疫応答である（host-versus-graft reaction；**HVG 反応**）．しかし，輸血や骨髄などの免疫担当細胞を移植すると，移植片は宿主の組織を抗原として認識し，移植片が免疫応答を起こして，宿主の組織を障害する．これを **GVH 反応**（graft-versus-host reaction）という．この場合，次の 3 つの条件が揃っている時に起こりやすい．

　　1）移植片が免疫担当細胞（T 細胞）であること．
　　2）移植片と宿主の間の MHC が不適合であること．
　　3）宿主が免疫学的機能不全になっていること．

　3）の条件は絶対的なものではない．輸血などの場合，供血者と受血者との間の HLA の型が部分的に一致している時，GVH 反応を起こすことがある．これは移植片中の免疫担当細胞を宿主の免疫担当細胞が異物として認

識できないことによると考えられる．あらかじめ輸血液を放射線照射して免疫担当細胞を死滅させておいたり，成分輸血をすることで，輸血によるGVHを防ぐことができる．

　GVH反応の症状として，発熱，発疹に始まり，肝障害，下痢，下血が続いた後，やがて骨髄無形成，汎血球減少症，敗血症を示して，致死的な経過をたどる．

Chapter 11

自然免疫

　1章で述べたように，免疫には，獲得免疫（acquired immunity）および自然免疫（natural immunity）の2つがある．獲得免疫は，抗原の刺激があって免疫応答が起こり，それによって抗体産生や感作リンパ球の誘導が起こってくる．一方，このような抗原刺激がなくても生体にはさまざまな病原体に対する防御機構が備わっている．これらの生体防御機構を一般に自然免疫あるいは先天免疫（innate immunity）と呼んでいる．

　自然免疫にはさまざまな物質や細胞が関係している．すなわち，細胞としてはマクロファージや好中球，さらに好塩基球，好酸球などの白血球系の細胞が生体防御に重要な役割を担っている．さらに，さまざまなサイトカインも生体防御に重要な役割をしている．

　ここでは，自然免疫の仕組みについて，解説していく．

1　トール様レセプター（TLR）

　病原微生物が感染してきた時，獲得免疫ではそれぞれの病原体固有の抗原構造を認識することによって免疫応答が起こってくる．すなわち，いわゆる防御抗原を生体は認識するのである．しかし，最近の研究によれば，自然免疫ではそれぞれの病原体特異的な抗原を認識するのではなく，病原体全般に共通した構造体を認識することにより，生体は病原体として認識することがわかってきた．

自然免疫において，マクロファージや好中球が微生物を異物として認識する機構は大変重要である．すなわち，マクロファージや好中球は，病原微生物に特異的な構造を認識するのではなく，むしろ病原微生物に共通した構造パターンを認識すると考えられている．言い換えると，多くの微生物の表面上に共通する分子が存在しているのである．これらの例としては，グラム陽性菌ではテイコ酸，グラム陰性菌ではリポ多糖体，抗酸菌では糖脂質，真菌ではマンナン，RNAウイルスでは二本鎖RNAなどがあげられる．これらの感染性の微生物（病原体；pathogens）に存在する，自然免疫を刺激する微生物分子を病原体関連分子パターン（pathogen-associated molecular pattern：PAMP）という．

　さらに，自然免疫は，病原微生物だけでなく，損傷を受けた，あるいは死亡した宿主細胞をも排除する役割がある．これらの損傷あるいは死細胞に現れる分子を損傷（ダメージ）関連分子パターン（damage-associated molecular pattern：DAMP）という．

　このようなPAMPやDAMPを認識するレセプターをパターン認識レセプター（pattern recognition receptor：PRR）という．PRRには，いくつかの種類が知られている．その中でもトール様レセプター（Toll-like receptor：TLR）は，重要なレセプターである．TLR以外にNOD-like receptor，Rig-I-like receptor，レクチンレセプターなどが知られている．

　TLRは，ヒトでは，10種類ある．それぞれが，異なるPAMPを認識している（表11-1）．TLRとそれに対応するリガンド結合することにより，マクロファージ内での殺菌物質の生成，各種サイトカイン，特にインターフェロンの産生を誘導する．また，マクロファージの貪食作用の亢進なども起こると考えられる．

　PAMPあるいはDAMPが，トール様レセプター（Toll-like receptor：TLR）と結合するとさまざまなサイトカインが産生されることがわかってきている．これらのサイトカインにより，病原微生物や損傷あるいは死細胞の排除が行われるのである．

表 11 − 1　**TLR とそのリガンド**

TLR の種類	リガンド
TLR-1/TLR-2 ヘテロ 2 量体 TLR-2/TLR-6 ヘテロ 2 量体	ペプチドグリカン，リポ蛋白，リポアラビノマンナン，GPI，ザイモザン，HSP70
TLR-3	二本鎖 RNA，ポリ I：C
TLR-4　2 量体	リポ多糖体（LPS：細菌内毒素）
TLR-5	フラジェリン
TLR-7	イミダゾキノロン，一本鎖 RNA
TLR-8	一本鎖 RNA，G に富むオリゴヌクレオチド，イミダゾキノロン
TLR-9	非メチル化 CpG DNA

2　TRL 以外の自然免疫に関与するレセプター

　NOD 様レセプター（NOD-like receptor：NLR）は，その構造の中央にヌクレオチドオリゴマー化ドメイン（nucleotide oligomerization domain；NOD）を含んでいる．NLR は，3 種類知られているが，細菌のペプチドグリカンを結合し，NFκB を活性化することにより，炎症反応を起こしたり，いくつかの微生物生成物や損傷あるいは死細胞からの生成物と結合して，炎症反応を起こしたりして，最終的に細菌，その他の微生物，損傷あるいは死細胞を排除するのである．

　Rig-I 様レセプターファミリー（Rig-I-like receptor：RLR family）は，細胞質内のウイルスにより生成される RNA を認識したり，インターフェロン産生を引き起こすシグナル伝達経路を活性化する．

　レクチンレセプターは，真菌や細菌の貪食およびこれらの病原体に対する炎症反応を引き起こし，生体外に排除する．

3　自然免疫を担う細胞

　自然免疫に関与する細胞にはさまざまなものが含まれる．

A. 上皮バリア

機械的防御壁を構成するもので，皮膚や粘膜の細胞，特に上皮細胞が生体の再表面を被うことにより，防御が営まれる．これらの細胞は，機械的な防御壁となるだけでなく，ムチンなどの粘液物質，リゾチームなどの酵素類，サイトカインなどさまざまな物質を産生，分泌することにより，病原体からの防御を担っている．

B. 食細胞（ファゴサイト）

病原体や損傷あるいは死細胞を排除するのに有用な細胞として，食細胞（ファゴサイト）があげられる．これらには，好中球，単球，マクロファージなどがある（☞ 4章 ②免疫担当細胞 B. マクロファージおよび樹状細胞，C. 好中球）．

C. 樹状細胞

抗原提示細胞としてだけでなく，多種のサイトカインを分泌することにより，炎症反応を起こす．微生物を認識して，リンパ球と相互作用することにより，自然免疫と獲得免疫の架け橋となっている（☞ 4章 ②免疫担当細胞 B. マクロファージおよび樹状細胞）．

D. 肥満（マスト）細胞

肥満細胞は，TLR を介して，活性化されることから，自然免疫でも役割を果たしていると考えられている．ヒスタミンなどのメディエーター分子を分泌することにより，炎症反応を起こし，寄生虫やその他の病原体の防御を担っている．

E. 自然リンパ球

リンパ球系の細胞も自然免疫に深く関わっている．T 細胞としては，CD4 + T 細胞，すなわちヘルパー T 細胞が関与しており，1 型（Th1），2 型（Th2），17 型ヘルパー T 細胞（Th17）の 3 種がある．

その他，ナチュラルキラー（natural killer：NK）細胞，NK-T 細胞，γδT 細胞も自然免疫を担っている．NK 細胞は，腫瘍細胞傷害や感染細胞の破壊を起こし，インターフェロン-γ（IFN-γ）やその他のサイトカインを

分泌することにより，自然免疫に関与する．

　さらに，Bリンパ球も，なかでも脾臓（spleen）やリンパ濾胞の辺縁部に存在する辺縁帯B細胞（marginal zone B cell）は，各種微生物に対する防御に関与する（☞4章　①免疫担当器官　A．リンパ節）．

4　補　体

　補体の反応経路には，古典的経路，代替経路，レクチン経路の3つがあるが，このうちの代替経路，レクチン経路が自然免疫応答に重要である（☞7章　補体および補体の関与する反応）．

5　血漿タンパク質

　血漿中の多くのタンパク質が，自然免疫に関与している．その中の補体は，前項で述べたとおりである．補体以外に，コレクチンファミリーに属するものがある．マンノース結合レクチン（mannose-binding lectin：MBL）は，微生物の炭水化物に結合し，貪食されやすくしたり，補体のレクチン経路を活性化させる．また，肺のサーファクタントタンパク質は，気道感染の防御に関与している．急性期タンパク質の一つであるC反応性タンパク質（C-reactive protein：CRP）は，微生物のホスホコリンと結合し，マクロファージによる貪食作用を促進する．

6　サイトカイン

　自然免疫には，多くのサイトカインが重要な働きをしている．たとえば，微生物成分がトール様レセプター（TLR）に結合すると，NFκBなどの転写因子が活性化され，さまざまなサイトカインが産生される．サイトカインの中には，インターロイキン類，ケモカイン類，インターフェロン類，成長因子類などがある．その中でも，炎症に関与しているインターフェロン，ケモカインが重要な働きをしている．とくに，インターロイキン1，6，10，15，18などである．ケモカインは，好中球の走化性（ケモタキシス）

に関連しており，炎症反応を惹起する．

　インターフェロンは，抗ウイルス作用があり，細胞に働いて，ウイルスの増殖を抑制する．また，インターフェロンγは，炎症反応にも関与する．

　このようにさまざまなサイトカインが自然免疫に関与することになる（☞9章　サイトカイン）．

7　自然免疫応答と獲得免疫の相互作用

　自然免疫と獲得免疫はそれぞれ独立したものではなく，相互作用が営まれていると考えられている．すなわち，自然免疫によって産生されてきたサイトカインは当然獲得免疫にも大きい影響を与えている．また，獲得免疫で産生された抗体は，自然免疫で重要な役割を担っている補体の活性化を起こすのは当然である．獲得免疫においても，多くのサイトカインが産生されてくる．すなわち自然免疫と獲得免疫は協調し合って生体防御機構を形成しているのである．

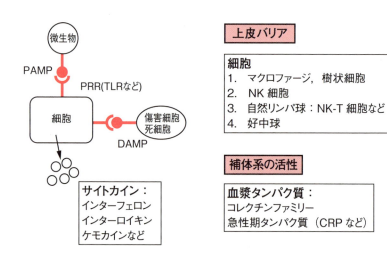

図11−1　自然免疫のしくみ

Chapter 12
感染に対する生体防御

1 非特異的生体防御

　微生物が宿主の組織に侵入し増殖し始めることを**感染**（infection）という．感染が成立するかどうかは，微生物の**病原性**（pathogenicity）と宿主の**抵抗性**（resistance）との平衡関係により決定される．

　宿主の抵抗性すなわち感染に対する生体防御機構は，大きく非特異的なものと特異的なものに分けられる．非特異的なものとしては，①皮膚や粘膜などの機械的な防御壁，②粘液，血液，その他の体液中の非特異的な防御物質，③マクロファージや組織球などの細胞の働きが考えられる．一方，特異的防御機構としては，免疫がある．

A. 機械的防御壁

　この中には皮膚や粘膜が含まれる．皮膚の表面は厚いケラチン層に覆われ，大部分の微生物はこの層により体内に侵入するのが妨げられている．また，皮膚には皮脂腺や汗腺が発達している．これらの分泌液には脂肪酸や**リゾチーム**などの酵素が含まれている．これらが細菌やその他の微生物の増殖抑制や破壊をもたらす．

　粘膜も重要な機械的防御壁の1つである．また，粘膜細胞の表面には繊毛があり，繊毛運動をして微生物などの異物を体外に排出する．粘膜はムコ多糖などを含む粘液に覆われている．また，個々の粘膜は，特有の組織をもった分泌液を排出している．例えば，口腔は唾液，胃は塩酸や消化液，

腸管は種々の消化液，肺は気道粘液，膣は乳酸杆菌の産生する酸などである．これらはどれも微生物の増殖を抑制したり，破壊をもたらす．

B. 可溶性因子

1) リゾチーム lysozyme

鼻汁，涙などの分泌液中に含まれる酵素で，分子量は 14,600 で，129 個のアミノ酸よりできている．細菌の細胞壁のペプチドグリカン層に作用する．特に N-アセチルグルコサミンと N-アセチルムラミン酸の結合を開裂することにより，細胞壁を破壊する．

2) プロパジン properdin

ザイモサン（zymosan），リポ多糖体，多糖体，免疫グロブリンなどは血清中に含まれるプロパジンと呼ばれるグリシンの豊富な β-糖タンパク質（C3 プロアクチベータ）を活性化する．これは，C3 を分割し，補体の古典的経路（classical pathway）の C3 以下の反応と同じ様式で次々と補体成分を活性化する（代替経路；alternative pathway）（☞ p.75）．これにより，種々の生物活性がもたらされる．

3) β-リジン β-lysin

ラット正常血清中に存在する，主としてグラム陽性菌に作用する物質である．熱に安定な陰イオン性のタンパク質で，グラム陽性菌を殺滅する．

4) ロイキン leukin, プラキン plakin

炭疽菌に作用する白血球および血小板由来の物質である．

5) タフトシン tuftsin

ロイコキニン（leukokinin）ともいう．γ-グロブリンの構成成分で，好中球による貪食能を高める．テトラペプチドである．

6) オプソニン opsonin

γ-グロブリンの構成成分や補体成分 C3b で細菌の表面にくっつき，細菌を貪食しやすいように「味つけ」する（☞ p.77, Memo）．

7) その他

ヘム化合物（メソヘマチン，ヘマチン），スペルミン（spermin），スペ

ルミジン（spermidine）などがある．

C. 細胞性因子

1) マクロファージ macrophages と樹状細胞 dendritic cells

　微生物が体内に侵入した時に働くのが好中球やマクロファージである．マクロファージは一般に組織中に存在し，肝臓では，クッパー細胞（Kupffer's cell）と呼ばれるものもマクロファージと考えられる．また，血液中の単球（monocytes）もマクロファージとほぼ同じと考えてよい．マクロファージ系の樹状細胞は細菌を貪食し，1つはヘルパーT細胞などに抗原情報を与える抗原提示細胞（APC）としての働きをする．マクロファージのもう1つの機能は殺菌の働きである．後者の場合，細菌を貪食して**ファゴソーム**（phagosome）をつくり，さらにリソソーム（lysosome）と融合して**ファゴリソソーム**（phagolysosome）を形成し，マクロファージ内で産生されたO_2^-により殺菌する．

2) 好中球 neutrophils

　化膿性菌による感染などの場合，好中球の浸潤が著明である．好中球もマクロファージと同じように細菌を貪食し，殺菌する．その機構はマクロファージと同じと考えられている．

2 自然免疫と感染防御

　11章で述べたように，微生物には，共通した分子（PAMP）があり，それを結合するレセプター（PRR）が備わっている．PRRとして，最もよく知られているのはトール様レセプター（TLR）である．PAMPがTLRに結合することにより，サイトカインが産生され，最終的に，微生物が破壊されるのである．

　このように感染防御において自然免疫は極めて重要な役割をはたしているのである．また，自然免疫は，獲得免疫とも協働して，微生物を破壊し，感染防御を担っている（図12-1）．

　病原微生物が感染してきた時，獲得免疫ではそれぞれの病原体固有の抗

原構造を認識することによって免疫応答が起こってくる．すなわち，いわゆる防御抗原を生体は認識するのである．

一方，自然免疫ではそれぞれの病原体特異的な抗原を認識するのではなく，病原体全般に共通した構造体を認識することにより，生体は病原体として認識することがわかってきた．

3 免疫による感染防御

微生物の種類や感染の形態により，体液性免疫がより重要に働く場合と，細胞性免疫が大きく関与する場合がある．

A. 体液性免疫

一般に，生体防御に関与している抗体は**感染防御抗体**（protective antibody）といわれている．その例として，肺炎球菌の多糖体抗原，サルモネラのO抗原，Vi抗原，レンサ球菌のMタンパク質に対する抗体などがあげられる．これらの抗体はオプソニン（opsonin）活性が強く，マクロファージや好中球による食菌作用を高める働きがある．ウイルスでは中和抗体が感染防御に関与している．

中和抗体としては，IgM，IgG，IgAの免疫グロブリンのクラスが担っている．特に，分泌型IgAは，気道や腸粘膜，眼結膜，呼吸気道などの局所における細菌やウイルスの感染防御の役に立っている．

さらに，体液性免疫による感染防御の仕組みには補体が大きく関係している．微生物とそれに対する抗体が結合することにより免疫複合体が形成され，そこに補体が結合して補体が活性化されていく．活性化された補体のうち，C3a，C3bやC5aには多くの生物活性があり，これらによってマクロファージや好中球の貪食能が高められる．また，C9までの活性が起こると溶菌反応や，ウイルス感染細胞の傷害が起こる（図12－2）．

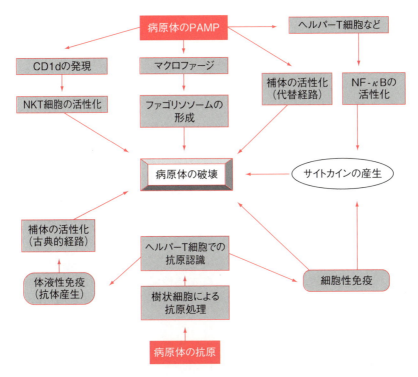

図 12 − 1　自然免疫と獲得免疫による感染防御

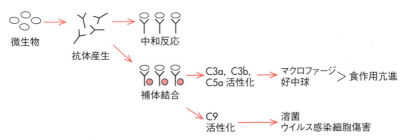

図 12 − 2　体液性免疫による感染防御

B. 細胞性免疫

感作リンパ球から産生されたサイトカイン（cytokines）によりマクロファージが活性化される．活性化されたマクロファージ（activated macrophages）は細菌やウイルスなどの微生物を貪食し，破壊する．また，ウイルスなどでは活性化マクロファージが，ウイルス感染細胞を破壊することにより生体防御に関与する（図12－3）．その他，細胞傷害性T細胞（Tc）やNK細胞などによるウイルス感染細胞の破壊も大きい役割を担っている．

4　細菌感染に対する免疫

急性の化膿性炎症を起こすような細菌，例えばブドウ球菌や溶血性レンサ球菌などの感染では体液性免疫が大きい役割を果たしている．また，これらの感染では好中球による食菌作用も重要である．レンサ球菌のMタンパク質は好中球による食菌に対して抵抗性に働くが，抗体によりこの効果が中和される．また，補体が活性化されることによっても食作用の亢進や細菌の破壊が促進される．さらに，毒素を分泌するような細菌感染症，例えばジフテリアやコレラなどでは，毒素に対する中和抗体（抗毒素；

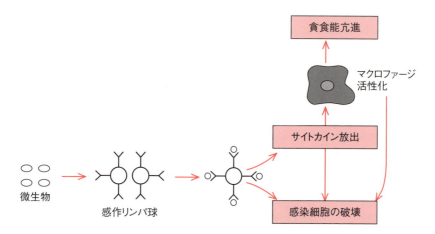

図12－3　細胞性免疫による感染防御

antitoxin）が発症に大きい役割を果たすことになる．

　慢性感染症を起こしやすい腸チフスや結核，ハンセン病などでは体液性免疫よりも細胞性免疫の役割の方が大きい．これらの細菌に対する免疫反応は，感染防御に働くと同時に遅延型過敏症反応を起こし，病巣形成にも関係している．これらの細菌に共通しているのは，感作リンパ球より放出されたサイトカイン，特にマクロファージ活性化因子（MAF）により活性化されたマクロファージが病巣の形成にあずかっていることが明らかになっている．

5　ウイルス感染に対する免疫

　ウイルス感染においては，体液性免疫と細胞性免疫が生体防御に関係している．コクサッキーウイルスや黄熱では体液性免疫が感染防御の主体をなしている．また，インフルエンザウイルス感染症でも，上気道の分秘型IgAが感染防御を担っている．同じく，ポリオウイルスの感染でも腸管に存在する分泌型IgAが大きな役目をもっている．

　一方，細胞性免疫もある種のウイルス感染では重要な役割を果たしている．特にポックスウイルス，ヘルペスウイルスなどでは抗胸腺細胞血清を投与すると，感染による症状の増悪や死亡率の増大がみられる．また，麻疹では，B細胞の機能の低下している免疫不全症ではほぼ通常の経過をたどるが，T細胞の機能の低下している免疫不全症では重篤な症状を示し，時に致命的になることもある．

　免疫以外にも，種々の細胞，特にマクロファージが大きな役割をもっている．ポックスウイルスやヘルペスウイルスでは，これらの細胞の働きは大きいと思われる．しかし，好中球などはウイルス感染にあまり関与していないと思われる．

　その他，**インターフェロン**（☞ p.108）がウイルス感染の初期に大きな役割を果たしていると考えられている．また，ウイルス感染による体温上昇もウイルスの増殖速度を低下させることで役に立っていると思われる．

以上のそれぞれの因子の出現の時間的経過を図12 − 4に示しておく.

一方,免疫は,ある種のウイルス感染では病巣形成に関与することがある.

マウスに感染するウイルスでリンパ球性脈絡髄膜炎ウイルス（lymphocytic choriomeningitis virus：LCMV）というものがある.このウイルスはマウスに感染すると発症し,死亡してしまう.しかし,免疫を抑制するような処置を施しておくと発症せずにすむ.これは恐らくLCMVの感染によりT細胞による細胞性免疫が成立し,これが脳の炎症性変化の原因となっているのであろうと考えられる.

これとは全く別に,新生マウスあるいは子宮内でLCMVが感染すると,免疫寛容の状態が現れてくる.しかし,この免疫寛容は完全でなく,わずかの抗体が産生される.産生された抗体とLCMVは,免疫複合体を作り,腎糸球体の基底膜に沈着して,いわゆる免疫複合体病（immune complex disease）を起こす.

さらに別の例として,麻疹の発疹の例があげられる.この発疹は恐らく皮膚毛細血管における免疫反応の結果として起こってきたものと思われる.

このように,ウイルス感染によって起こってくる免疫は,いつも生体防御に働くとは限らず,かえって病気の原因になることもある.

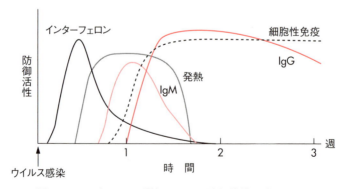

図12 − 4　ウイルス感染における防御機構の時間的経過

> **Memo**
>
> ・腸管免疫，粘膜免疫
>
> 　腸管をはじめとする消化管の粘膜は独特の免疫機構が働いている．腸管の粘液層の直下には一層の絨毛上皮細胞層が配列し，その間に特殊なリンパ球である上皮内リンパ球（intraepithelial lymphocytes：IEL）が存在している．これは，特殊な CD8$^+$T 細胞である．また，絨毛上皮細胞は MHC クラス Ⅱ 抗原を発現していて，抗原提示細胞（APC）としての機能をもっている．すなわち，経口的に入ってきた抗原物質は，絨毛上皮細胞で処理され，IEL との協同作業により，腸管での免疫を担うことになる．そして，パイエル板で分化した B 細胞に抗原情報が伝えられると，B 細胞は IgA 産生細胞に分化し，腸管上皮細胞で産生された分泌成分（secretory component：SC）と結合し，分泌型 IgA になる．一方，このような IgA を中心とした免疫応答が成立すると，IgG や IgE 抗体を主とした全身性免疫に対しては免疫寛容状態になってしまう．これを経口免疫寛容（oral tolerance）という．
>
> 　以上のような粘膜免疫（mucosal immunity）が消化管やその他の粘膜組織での免疫を担っていて，感染防御などに重要な役目を果たしている．しかし，この機構が破綻すると，アレルギー反応や自己免疫などが生じてくる．

6　その他の感染症に対する免疫

A．真　菌

　一般に真菌感染症に対する免疫では細胞性免疫が重要である．真菌が感染することにより，しばしば遅延型過敏症が誘導され，肉芽腫などの病巣形成に関与していく．これを利用して，真菌感染症では診断のための皮内テストが開発されてきている（表 12 − 1）．

表 12 − 1　真菌症の皮内反応

1）ヒストプラスミン histoplasmin	：ヒストプラスマ症 histoplasmosis
2）オイジオマイシン（カンジダ試験）	：カンジダ症 candidiasis
3）コクシジオイジン coccidioidin	：コクシジオイデス症 coccidioidomycosis
4）トリコフィチン trichophytin	：皮膚糸状菌症
5）ブラストマイシン blastomysin	：ブラストマイセス症 blastomycosis

細胞性免疫だけでなく，血中抗体の上昇がみられるものとしては，クリプトコッカス（*Cryptococcus*）やヒストプラズマ（*Histoplasma*），コクシジオイデス（*Coccidioides*），ブラストマイセス（*Blastomyces*）などがある．しかし，抗体がどの程度感染防御に関係しているのかについてはよくわかっていない．

B. 寄生虫感染

多くの寄生虫感染についても細胞性免疫が関与していると考えられている．トキソプラズマ（*Toxoplasma*），トリパノソーマ（*Trypanosoma*）などの原虫感染では，細胞性免疫が感染を減弱したり，再感染を防ぐといわれている．その他の寄生虫については，体液性免疫と細胞性免疫の両者が生体防御にあずかっているものと思われる．

寄生虫に対する皮内反応の多くはⅠ型アレルギーに基づくものが多いことから，IgEが感染防御に関係していることが推測される．

7 ワクチン vaccines

微生物が感染すると免疫応答が起こり，体内に防御抗体や防御感作リンパ球ができてくる．そこで人工的に感染に対する防御免疫機構を成立させるためにワクチンが使われることになる．

ワクチンには**弱毒生菌（生）ワクチン**とホルマリンなどで微生物を殺した**死菌（不活化）ワクチン**の2つがある．生ワクチンおよび不活化ワクチンには，それぞれ長所および短所がある．これらについては表12-2に示しておく．

ワクチンとしてはその他**トキソイド**がある．これは，ホルマリンなどにより毒素の抗原性は保ちながら毒力は消失させたものである．ジフテリアや破傷風毒素に対するトキソイドなどがある．

また，ワクチンに同種の微生物のいくつかの亜型を混ぜ合わせた**多価ワクチン**（polyvalent vaccines）と，全く別種の微生物のワクチンを混ぜ合わせた**混合ワクチン**（mixed vaccines）の2種類がある．多価ワクチンには，

表12－2　生ワクチンおよび不活化ワクチンの長所と短所

	生ワクチン	不活化ワクチン
長所	1) 一度で強い免疫が得られる 2) 自然感染に近いので，局所免疫（IgA）が得られる 3) 周囲にもワクチンの効果をもたらすことができるので一定の地域より微生物を駆逐できる	1) 他の微生物の汚染の心配はない 2) 比較的安定である 3) 強毒株への復帰は考慮しなくてもよい
短所	1) 他の微生物の汚染の危険性がある 2) 強毒株への復帰の可能性がある 3) 不安定である	1) 大量の微生物を必要とする 2) IgAを得ることは不可能

インフルエンザ，ポリオなどがある．また，混合ワクチンには，三種混合（百日咳，破傷風，ジフテリア）ワクチンなどがある．現在，使われているワクチンを表12－3に示しておく．

表12−3 ワクチンの種類

種類	微生物		接種	その他
腸チフス	細菌	死菌	任意	現在，国内では使用されていない
コレラ	細菌	死菌	任意	現在，国内では使用されていない
4種混合			定期	
ジフテリア	細菌	トキソイド		
百日咳	細菌	死菌		
破傷風	細菌	トキソイド		
ポリオ（IPV）	ウイルス	不活化		
2種混合			定期	
ジフテリア	細菌	トキソイド		
破傷風	細菌	トキソイド		
破傷風	細菌	トキソイド	任意	
成人用ジフテリア	細菌	トキソイド	任意	
BCG	細菌	生菌	定期	結核の予防
肺炎球菌(13価, 23価)	細菌	死菌	定期	高齢者，小児，ハイリスクグループ
Hibワクチン	細菌	死菌	定期	
髄膜炎菌	細菌	死菌	任意	
種痘	ウイルス	生	任意	痘瘡の予防。現在，国内では使用されていない
日本脳炎	ウイルス	不活化	定期	
黄熱	ウイルス	生	任意	検疫所での接種のみ
インフルエンザ	ウイルス	不活化	定期	
おたふくかぜ（ムンプス）	ウイルス	生	任意	
水痘	ウイルス	生	定期	
A型肝炎	ウイルス	不活化	任意	
B型肝炎	ウイルス	不活化	定期，任意	
ポリオ	ウイルス	不活化	定期	
狂犬病	ウイルス	不活化	任意	
MRワクチン			定期	
麻疹	ウイルス	生		
風疹	ウイルス	生		
麻疹	ウイルス	生	定期	
風疹	ウイルス	生	定期	
子宮頸がん（HPV）	ウイルス	不活化	定期	
ロタ	ウイルス	生	任意	
レプトスピラ症(秋疫)	スピロヘータ	不活化	任意	

Chapter 13

腫瘍免疫

1 腫瘍特異抗原

　細胞が腫瘍化すると細胞表面上に正常細胞にはみられない物質（抗原）が出現する．これを**腫瘍特異抗原**（tumor-specific antigen：**TSA**）あるいは**腫瘍関連抗原**（tumor-associated antigen：**TAA**）などと呼んでいる．また，一般に腫瘍細胞表面上にあって，移植された腫瘍を拒絶に導く抗原を**腫瘍特異移植抗原**（tumor-specific transplantation antigen：**TSTA**）という．一般に，TSTAは化学発がんとウイルス発がんでは異なる．化学発がんではそれぞれのがんに固有のTSTAが存在する．これに対し，ウイルス発がんでは，同じウイルスであれば，全て同じTSTAが存在するといわれている．

■ A．TSTA

　TSTAの本体については，化学発がんから分離されたものについて研究されている．すなわち，α-グロブリンの移動度をもつ分子量約70,000の分画中にあること，マウスの第12または第16染色体により支配されていることが明らかにされている．

　その他のTSTAとしてはマウスの白血病細胞や胸腺細胞にみられる**TL**（thymus-leukemia）抗原がある．この抗原はH鎖とL鎖の2本からなっており，H-2によく似た構造をしている．

　ウイルス誘発性腫瘍のTSTAでは，SV40についてよく研究されている．**large T抗原**と**small t抗原**がTSTAに関係している．T抗原は分子量

が 100,000 で，t 抗原は分子量が 15,000〜20,000 である．どちらも初期遺伝子（early gene）の産物である．T 抗原は，主に細胞質で産生されて核に移動し，そこに蓄積される．T 抗原の役割は，トランスフォーメーション（transformation；悪性転換，☞ Memo）の開始と維持であり，TSTA そのものではないであろうと思われている．

また，レトロウイルス（retrovirus）の TSTA についてもよく研究されている．いくつかのレトロウイルスでは固有の**がん遺伝子**（オンコジン；oncogene）をもっており，それらの産物が TSTA となっていると考えられる．ちなみに，src 遺伝子はマウスの肉腫ウイルスがもっているがん遺伝子で，その遺伝子産物は分子量が約 60,000 のリン酸化タンパク質である．

> **Memo**
> ・トランスフォーメーション　transformation
> 　悪性転換ともいう．正常細胞が腫瘍細胞に変化することをいう．次のような特徴がある．
> 　1）接触阻害（contact inhibition）の消失
> 　2）形態学的特徴（核の増大，核濃縮；その他）
> 　3）細胞の代謝の変化
> 　4）細胞表面上に新しい抗原構造の出現（T 抗原，TSTA など）
> 　5）可移植性（動物に移植すると生着，増殖する）
> 　6）染色体の異数性

B. ヒトの TSA

ヒトの TSA は，一般に 3 つのクラスに分けられる．

クラス 1 は，自家腫瘍だけに限局されている固有抗原．

クラス 2 は，自家腫瘍だけでなく他の患者の腫瘍にも検出されるが，正常な細胞に存在しない抗原．

クラス 3 抗原は，正常細胞を含むいろいろな細胞に分布しているものである．

ウイルス誘発性のヒトの腫瘍として EB ウイルスによるバーキットリンパ腫があげられる．EB ウイルスはいろいろな抗原を発現させているが，その

中の**EB ウイルス核抗原**（EB virus nuclear antigen：**EBNA**）は T 抗原としての働きをもっている．分子量が約 200,000 のタンパク質である．また，腫瘍特異的ではないが**分化抗原**（differentiation antigens）の 1 つとして**がん胎児抗原**（carcinoembryonic antigen：**CEA**）が多くのがんで見い出される．中でも大腸がんや肺がんでは CEA が多く検出される．CEA は分子量 200,000 の糖タンパク質である．名前のとおり胎児期に存在し，また，成人のいろいろながんにも存在している．これと同じようなものに**α-フェトプロテイン**（α-fetoprotein：**AFP**）も知られている．これは分子量が 64,600～70,000 であり，胎児期に存在する抗原物質である．肝がん，テラトーマ，睾丸腫瘍，卵巣腫瘍などで検出される．

　CEA や AFP は腫瘍特異的ではないが，現象上腫瘍の大きさと血清中の濃度が平行するという報告もあり，分化と腫瘍ということに関して非常に興味のもたれるところである．また，CEA や AFP は，腫瘍の診断や病状のモニタリングのマーカー（腫瘍マーカー）として有用である．CEA は，大腸がん，膵臓がん，胃がん，胆道がん，肺がんの，AFP は，肝臓がんの腫瘍マーカーとなっている．さらに腫瘍マーカーとして，CA19-9（膵臓がん，胆管がん），CA125（卵巣がん），CA15-3（乳がん），NSE（神経特異エノラーゼ：肺がん），PSA（prostate specific antigen：前立腺がん），CYFRA-21-1（サイトケラチン 19 フラグメント：肺がん），DU-PAN-2（膵臓がん，胆道系がん，肝臓がん），PIVKA-II（肝臓がん）などがある．

　一般に，腫瘍抗原は，MHC クラス I 抗原とともに細胞傷害性 T 細胞によって認識される．ヒトではこのような腫瘍特異抗原の存在はあまり知られていなかったが，最近ようやく確認されるようになった．その代表的なものに MAGE-1，MAGE-3，BAGE，GAGE-1，NA17-A，MART などが知られている．いずれもタンパク質である．これらは正常組織では精巣にみられるが，それ以外の正常組織にはみられない．しかし，これらは広範囲のがん組織に分布している．**がん退縮抗原**（tumor regression antigen：**TRA**）ともいわれる．

2 免疫学的監視機構

　腫瘍細胞には，正常細胞にはみられない特異的な抗原物質が出現する．こういった抗原が非自己物質として生体に認識されるなら，生体はこの物質に対し免疫応答を起こしてくる．すなわち，腫瘍細胞に対して免疫応答が成立するわけである．するとできてきた抗体や感作リンパ球によって腫瘍細胞の増殖が抑制されたり，破壊されたりして腫瘍細胞が体外に排除されてしまう．こういった機構を，Burnet は**免疫学的監視機構**（immunological surveillance）と名づけた．

　免疫系が腫瘍の成長や維持に関係しているという間接的証拠としては，次のようなことが考えられる．

1) 若い人より老人の方が一般には免疫能は低下しているが，がんの方も老人に多いこと．
2) 先天性や後天性免疫不全症患者あるいは免疫抑制薬の投与を受けている患者にはがんが多いこと．
3) 発がん剤は一般的に免疫抑制的な作用があり，発がん作用と免疫抑

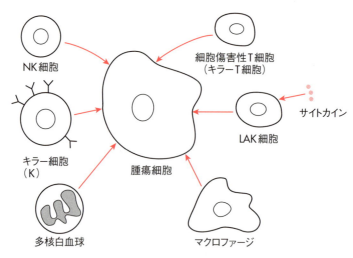

図 13 − 1　免疫学的監視機構

制作用が並行すること．
　4）腫瘍ウイルスには免疫抑制作用があること．
などである．

　免疫学的監視機構には多くの細胞性因子や可溶性因子が関係している（図13-1）．まず，最も大きい役目をしていると思われるのが**細胞傷害性 T 細胞**（cytotoxic T cells：Tc）であろう．T 細胞を欠如するヌードマウスでは，腫瘍が簡単に移植できることや発がん剤で容易に発がんすることなどから，T 細胞が免疫学的監視機構に重要な役割を果たしていることがわかる．

　Tc は，細胞質中にパーホリン（perforin）という物質を蓄えている．この物質は補体の C9 と似た構造をもっている．Tc が標的細胞と結合することにより，この物質を放出し，標的細胞膜上に膜傷害性複合体（MAC）様の構造物を形成し，標的細胞を破壊する．

　免疫学的監視機構において大きな役割をもつものに，**NK 細胞**（ナチュラルキラー；natural killer cells）が知られている．NK 細胞はアズール顆粒をもった大型顆粒リンパ球（large granular lymphocyte：LGL）であり，細胞表面にアシアロ GM-1 という糖が存在しているのが特徴である．NK 活性の発現も MHC の拘束は受けない．NK 細胞はインターフェロン（interferon：**IFN**）を産生することが知られており，また IFN は NK 前駆細胞を NK 細胞へと分化させたり，NK 細胞を活性化することが知られている．NK 細胞は腫瘍細胞の傷害を起こすだけでなく，転移にも大きな役割を果たしている．すなわち，NK 細胞の機能を抑えるような処置をしておくと腫瘍の転移が高頻度に起こってくる．逆に，NK 活性を高めるように IFN などの投与を行うと腫瘍の転移が抑制される．

　最近，NK 細胞による細胞傷害の機構が明らかにされてきた．それによると，NK 細胞膜表面には 2 種類のレセプターがあり，1 つは活性化抗原レセプターで，もう 1 つは MHC クラス I 抗原レセプターである．標的細胞膜にある活性化抗原が NK 細胞の活性化抗原レセプターに結合すると，標的細胞が傷害される．一方，クラス I 抗原とクラス I レセプターが結合すると，

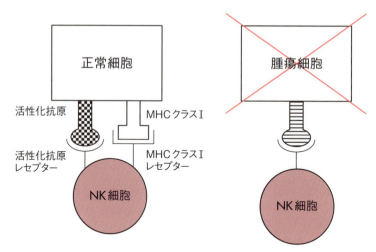

図13－2　NK細胞による細胞傷害機構

細胞傷害は抑制される．多くの腫瘍細胞では，クラスⅠ抗原が発現していないか，減弱している．あるいはクラスⅠ抗原の構造が変わっている．このため，クラスⅠ抗原とそのレセプターの結合による細胞傷害抑制が働かず，腫瘍細胞では，活性化抗原レセプターを介しての傷害機構だけが働くことになり，NK細胞により傷害を受ける（図13－2）．

　また，NK細胞とT細胞の両方の性質をもった**NK-T細胞**も腫瘍免疫では重要な役割をしている．すなわち，この細胞はNK細胞抗原レセプターとT細胞抗原レセプターの両方を発現している．また，多量のIL-4，IFN-γやFasリガンドを発現しているという特徴をもつ．またこの細胞はパーホリンをもっていて，腫瘍細胞に対して強い細胞傷害性を示す．NK細胞と同様にIL-12依存性に細胞傷害性を示す．

　その他，**K細胞**（キラー細胞）も免疫学的監視機構に関係している．K細胞は抗体依存性細胞介在性細胞傷害反応（antibody-dependent cell-mediated cytotoxicity：**ADCC**）を担っている．この細胞の表面にはFcレセプターがあり，腫瘍特異抗原に対する抗体がFcレセプターにくっつくこ

とにより，腫瘍細胞の傷害を起こすと考えられている．

　マクロファージも免疫学的監視機構に関与している（図 13 − 3）．活性化マクロファージは強い腫瘍傷害作用をもっており，また，マクロファージの活性化を起こすような物質は同時に強い抗腫瘍剤でもあることから，マクロファージが免疫学的監視機構に大きな役割を果たしていると考えられる．

　可溶性因子としてはサイトカインがあげられる．この中には，**マクロファージ活性化因子**（MAF）や**インターフェロン**（IFN），**リンホトキシン**（LT）や**腫瘍壊死因子**（TNF）などが考えられる．また LAK 細胞や細胞傷害性 T 細胞の誘導には IL-2 が関係している．NK 細胞の活性化も IFN の作用による．

　以上のように，いろいろな細胞性因子が，免疫学的監視機構に働き，腫瘍細胞の増殖抑制や破壊を導いているが，これらの細胞性因子が作用を発

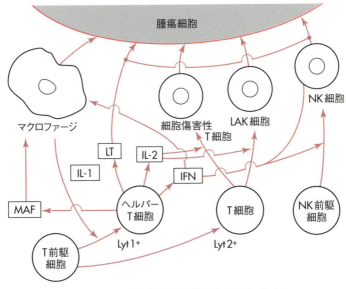

図 13 − 3　免疫学的監視機構とサイトカイン

現するためには，IL-1，IL-2，IFN，LT，MAF などのさまざまなサイトカインが必要である．

　腫瘍は，以上のようにさまざまの免疫学的機構により，腫瘍細胞を破壊したり，増殖を抑えたりしているのである．しかしながら，腫瘍の方は，これらの監視機構を回避しようとする働きもある．それらの機構としては，①抗原の発現を停止する．②腫瘍細胞上の MHC クラス I 分子の発現を抑制することにより，細胞傷害性 T 細胞に抗原提示をできなくする．ただし，この場合，NK 細胞が働く．③ある種の腫瘍は，PD-1（プログラム死タンパク質 1；programmed death protein-1）のような T 細胞抑制性レセプターに対するリガンドを発現する．④またある種の腫瘍は，免疫応答を抑制するサイトカイン（例えば，TGFβ）を産生したり，免疫応答を抑制する制御性 T 細胞（Tr）を誘導するなどさまざまな機構がある．

3 腫瘍の免疫療法

　免疫学的監視機構の機能を高めることによって，がんの治療を行おうとするのが免疫療法である．この中には，がんワクチン療法，細胞免疫療法，モノクローナル抗体療法，サイトカイン療法，BRM 療法，免疫チェックポイント阻害薬などいくつかのものがある．

A. がんワクチン療法

　いわゆるがん退縮抗原（TRA）で，がん組織に対する免疫を誘導あるいは増強することにより，がんの縮小ないしは消失をはかるものである．主にがん特異的 Tc を誘導するのが，目的である．MAGE-1, MAGE-3, BAGE, GAGE-1, NA17-A, MART などがある．

B. 細胞免疫療法

　患者の末梢血単核球（PBMC）や腫瘍組織に浸潤している細胞（リンパ球など）を採取し，培養器中で，サイトカインやその他の増殖因子，増殖刺激物質などの存在下で，Tc や NK-T, 樹状細胞，LAK 細胞，NK 細胞などを増殖させる．増殖したこれらの細胞を，再び患者に戻すことにより，

免疫学的監視機構を増強しようとするものである．

C. モノクローナル抗体療法

TSAに対するモノクローナル抗体を作成し，これを投与することにより，ADCCなどにより，腫瘍細胞の傷害を起こすことを目的とする療法である．モノクローナル抗体に，抗がん薬，毒素，放射性物質などを標識し，投与することにより，標的とする腫瘍細胞だけを傷害すること狙った方法もある．モノクローナル抗体は，通常，マウスの細胞を用いるので，マウスタンパク質となり，モノクローナル抗体に対する抗体が出現しやすい．そこで最近では，Fc部分をヒト型にしたモノクローナル抗体などが用いられている．

D. サイトカイン療法

抗腫瘍作用をもったサイトカインを投与する方法である．IL-1，IL-12，IL-21，インターフェロンなどが用いられている．また，サイトカイン遺伝子を腫瘍細胞やリンパ球などに導入する遺伝子治療も試みられている．

E. BRM療法

免疫学的監視機構の機能を増強する物質を biological response modifiers (BRM) という．サイトカインもBRMの1つと考えられるが，それ以外に，細菌由来のOK-432，キノコ由来のPSK，レンチナン，シゾフィランなどがある．BRMは，サイトカイン誘導体として働いている．多くの場合，化学療法薬と併用される．

F. 免疫チェックポイント阻害薬

T細胞抑制性レセプターに対する抗体（PD-1抗体やCTLA-4抗体）やPD-1のリガンドであるPD-L1抗体を投与することにより，抑制性シグナルを阻害して，腫瘍が免疫学的監視機構から回避されることを防ぐ．

Chapter 14
自己免疫病

1 自己免疫病（autoimmune diseases）の発生機構

　自己の成分に対しては，本来は免疫学的トレランスが成立しており，免疫応答が起こることはない．しかし，何らかの原因でトレランス状態が破綻をきたすと自己成分に対して免疫応答が成立し，組織の破壊などが起こり，自己免疫病となる．

　Burnetのクローン選択説によれば，胎生期に自己成分に対するクローンは排除されており（**禁止クローン**；forbidden clone），生後，自己成分に対し免疫応答を起こすことはないとされている．しかし，排除されたはずの禁止クローンが生後突然変異により復活すると，自己成分に対し免疫応答を起こすようになる．

　このようなトレランスの破綻の原因としては次のようなものが考えられる．

1）bypassによる自己抗体の産生

　少量のウシ血清アルブミンなどを投与するとトレランスが起こるが，この時，T細胞だけがトレランスになり，B細胞の反応性が保たれている．

　このような現象が生体内でもみられる．例えば，サイログロブリン（thyroglobulin），ペプチドホルモン（peptide hormone），ある種の細胞膜抗原は生体内では低濃度であり，前述したようにT細胞だけがトレランスになっている．こういった抗原はT細胞の介助があってはじめてB細胞が

抗体産生を行う．もし，ウイルス感染や薬物による自己抗原の修飾，細菌などの交差抗原，アジュバント粒子，GVH反応などによりT細胞が活性化されると，B細胞への介助が起こり，自己抗体が産生されるとするものである（図14－1）．

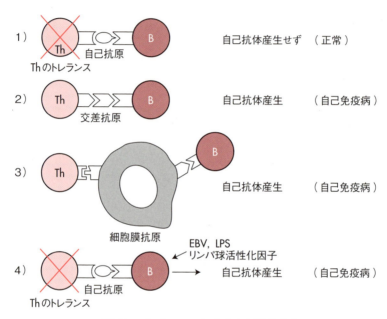

図14－1　bypassによる自己抗体産生

2）idiotypic network のバランスがくずれること

抗イディオタイプ抗体により抗体産生の調節が行われている．この機構がうまく働かないと，免疫応答の制御に異常が起こり，自己抗体が産生されてくる．

3）制御性T細胞の機能低下

通常は，制御性T細胞により，自己成分に対する免疫応答が抑制され，トレランスの状態になっていると考えられる．ウイルス感染や自己抗体などによって制御性T細胞が傷害を受けると，自己成分に対するトレランス

の破綻が起こる．この例として，若年性関節リウマチ患者に制御性T細胞を傷害する自己抗体が検出されることがあげられる．

4）交差抗原による刺激

自己成分と共通抗原性をもった微生物が感染することがあげられる．この代表的例として，A群溶血性レンサ球菌感染があげられる．この場合，溶血性レンサ球菌のMタンパク質に対する抗体が，心筋に対しても交差反応を示す．

交差抗原による自己抗体産生の機構としては，bypass説が考えられている．

5）隔絶抗原による刺激

免疫系から隔絶されていた自己成分が，感染や外傷などで組織が障害を受けることにより，免疫系に曝露され，自己成分（隔絶抗原）に対して免疫応答を起こすようになる．この例として，交感性眼炎（メラニン産生細胞），水晶体性ブドウ膜炎（水晶体），無精子症（精子）などがある．

6）修飾された自己抗原による刺激

化学的に修飾されたり，部分的に変性した自己成分は，抗原としての性質をもつようになる．このような場合，いわゆるbypass説により，自己抗体が産生されることになる．この例として，α-methyldopa, hydrazine, procaine amideなどの投与で，抗赤血球抗体や抗核抗体が出現することがあげられる．

2 全身性エリテマトーデス（全身性紅斑性狼瘡） systemic lupus erythematosus（SLE）

若い女性にみられる疾患で，発熱，発疹，特に顔面の蝶形紅斑（butterfly rash），関節炎，筋炎，多発性漿膜炎，肺臓炎，腎障害，神経障害，眼底異常など多彩な症状を伴う．

この患者では**LE現象**が陽性であるが，これは**抗核抗体**（抗DNA抗体）の存在により起こる．抗核抗体とDNAが免疫複合体を形成し，補体ととも

に組織の障害を起こすものと考えられる．

LE現象，抗核抗体や抗DNA抗体の検出，補体価の低下，腎糸球体基底膜の免疫グロブリン，補体の沈着，生検による組織の**フィブリノイド変性**の確認などで診断がつく．

> **Memo**
>
> ・**LE現象**
> SLEの患者の血清と白血球を培養すると，血清中の抗核抗体により白血球は死滅し，好中球に貪食される．これをLE細胞という．LE細胞の出現することをLE現象という．
>
> ・**抗リン脂質抗体症候群**　antiphospholipid syndrome
> 抗カルジオリピン抗体やループスアンチコアグラントなどのいわゆる抗リン脂質抗体が出現することによって起こる症候群である．この中には，動, 静脈血栓症，血小板減少症，習慣流産，および神経障害が含まれる．
> カルジオリピンは，ホスファチジン酸が2個結合した構造をもつ酸性グリセロリン脂質である．また，ループスアンチコアグラントは，組織トロンボプラスチン中に含まれるホファチジルセリン，ホスファチジン酸およびカルジオリピンなどの陰性荷電をもつリン脂質に対する自己抗体である．
> 抗リン脂質抗体が上記の病変にどのように関連しているかはよくわかっていない．

3　関節リウマチ　rheumatoid arthritis（RA）

関節，特に小関節の炎症性病変を特徴とする．**リウマチ因子**（rheumatoid factor：**RF**）が検出されるが，これはヒトのIgGに対する自己抗体でIgMに属する．恐らくIgGとそれに対する自己抗体が結合し，免疫複合体を形成し，さらに補体成分を活性化することにより炎症性変化を起こすものと考えられる．

4　リウマチ熱　rheumatic fever

溶血性レンサ球菌感染後に起こる疾患で，主として心血管系，関節，皮膚，腎の障害を伴う．溶血性レンサ球菌体成分とヒト心筋や心内膜との間に交差抗原性があり，溶血性レンサ球菌が感染することにより，抗心筋抗体が

できるものと思われる.

5 その他の膠原病　collagen diseases

結節性多発動脈炎（polyarteritis nodosa：PN）（結節性動脈周囲炎：periarteritis nodosa）は全身動脈の増殖性血管炎である．全身性強皮症（systemic scleroderma, progressive systemic sclerosis）は皮膚の硬化を伴う疾患で，特に顔，手背，足背に限られている軽度のものから，全身におよぶものまである．

6 シェーグレン症候群　Sjögren's syndrome

乾燥性角結膜炎，口内乾燥などの**乾燥症候群**（sicca syndrome）と関節リウマチ，SLEなどを併発する症候群である．唾液腺や涙腺，上皮などに対する自己免疫病と考えられる．

7 橋本病　Hashimoto's disease

橋本病は，慢性甲状腺炎（chronic thyroiditis）とも呼ばれる．病理学的には固いびまん性の甲状腺肥大を示し，小リンパ球の浸潤，リンパろ胞の形成，甲状腺ろ胞上皮の変性とろ胞の破壊，間質の線維症を特徴とする病気で，女性に多い．自己抗体としてサイログロブリンミクロソーム（thyroglobulin microsome）抗原，第2ろ胞抗原，甲状腺上皮細胞膜抗原に対する抗体があげられる．しかし，これらの自己抗体が橋本病の発生とどのようにかかわっているかは明らかではない．

8 バセドウ病　Basedow's disease

バセドウ病はびまん性の甲状腺腫があり，眼球突出，頻脈，やせ，手足の振えなどの中毒症状を示す．バセドウ病患者の血液中からは**LATS**（long acting thyroid stimulator）という甲状腺刺激作用をもつ物質が検出される．この物質は，現在では免疫グロブリン（**thyroid stimulating** immunoglobulin：**TSI**）であることが明らかにされている．TSI は，TSH レセプターに対する自己抗体と考えられ，この抗体により甲状腺ホルモンが過剰に分泌されるものと思われる．

9 自己免疫性溶血性貧血　autoimmune hemolytic anemia

赤血球に対する自己抗体が原因となる．この自己抗体は，不完全抗体である．すなわち，この抗体は赤血球と結合するが，凝集を起こすことはない．感作赤血球にウサギ抗グロブリン血清を加えると凝集反応を起こす（**直接クームス試験**，☞ p. 62）．この自己抗体の至適温度は 37℃，すなわち warm type で，大部分が IgG 抗体に属する．

10 寒冷凝集素性溶血性貧血　cold agglutinin hemolytic anemia

本症の自己抗体は IgM に属し，凝集を起こす至適温度は 0～4℃である．寒冷にさらされると，手指，耳，鼻などに Raynaud 現象（☞次頁 Memo）を起こす．抗原抗体反応が起こると低温の条件下で赤血球の凝集が起こり，やがて補体が結合し，活性化されることによって，溶血が起こる．

11 悪性貧血　pernicious anemia

悪性貧血は萎縮性胃炎と，それに基づく無酸症，ひきつづいて起こる胃液中の**内因子**（intrinsic factor）分泌の低下，あるいは欠如によりビタミン B_{12} の腸管からの吸収障害が起こり，B_{12} 欠乏症をきたす．B_{12} 欠乏症によって究極的には，神経症状の発現を伴う大球性貧血と骨髄中の巨赤芽球を特徴とする貧血が起こってくる．悪性貧血では，内因子に対する自己抗体が形成される．内因子は食物中のビタミン B_{12} と特異的に結合して，B_{12} の腸管からの吸収を助けている．

12 糖尿病　diabetes mellitus

糖尿病には**インスリン依存性糖尿病（Ⅰ型糖尿病）**と**非インスリン依存性糖尿病（Ⅱ型糖尿病）**の2種類がある．この中で自己免疫病に関係のあるのはⅠ型糖尿病と考えられる．Ⅰ型糖尿病では，**抗膵島細胞抗体**（islet cell antibody：**ICA**）が検出される．このICAがおそらく膵臓の膵島細胞を破壊することにより，糖尿病が起こってくると考えられる．

13 重症筋無力症　myasthenia gravis

重症筋無力症は，骨格筋の筋力低下，易疲労性および脱力を主症状とする疾患である．本疾患では，**胸腺腫**（thymoma）の合併が高頻度に認められる．本疾患では，**抗アセチルコリン（Ach）レセプター抗体**，抗筋抗体などが検出される．抗Achレセプター抗体により神経筋接合部における伝達異常が起こり，特有の症状が起こってくるものと考えられている．

14 その他

特発性血小板減少性紫斑病，急性糸球体腎炎，皮膚筋炎，多発性筋炎，Vogt-小柳-原田病，尋常性天疱瘡など多くの疾患がある．これらの疾患を表14-1にまとめておく．

> **Memo**
>
> ・**Raynaud 現象**
> 　血管運動神経障害を主症状とし，特に四肢の動脈の間欠的痙攣発作を特徴とする．その結果として，指趾の蒼白，冷感，疼痛などが起こる．痙攣が長時間持続すると，指趾の壊死をきたすこともある．寒冷凝集素性溶血性貧血や大動脈炎症候群を含む種々の自己免疫病にみられる．

表 14 − 1　自己免疫病

疾患名	抗原	症状	その他
SLE	核，DNA	神経障害，眼底異常，腎障害，発熱，筋炎，関節炎，発疹	LE 現象
関節リウマチ	IgG, コラーゲン	関節炎	RF
リウマチ熱	心筋，腎基底膜	心筋炎，心疾患，関節炎，皮膚，腎障害	溶血性レンサ球菌感染
結節性多発動脈炎（PN）	HBs 抗原（まれ）	心・消化管・筋障害，腎障害，高血圧	
全身性強皮症	核，IgG	皮膚の硬化	
多発性筋炎	核，IgG，ミオグロビン	筋炎（筋力低下）	
シェーグレン症候群	導管上皮，核，ミトコンドリア，IgG	口内乾燥，関節炎，乾燥性角結膜炎	
橋本病	サイログロブリン，甲状腺ペルオキシダーゼ	甲状腺肥大	HLA-DR
原発性粘液水腫	コロイド第 2 抗原，マイクロソーム	冷たい乾燥した皮膚・毛髪，便秘，脱力感	
バセドウ病	甲状腺ペルオキシダーゼ，細胞表面 TSH レセプター	甲状腺腫，眼球突出，体毛減少，心悸亢進	
自己免疫性溶血性貧血	赤血球	溶血性貧血	クームス試験（陽性）
寒冷凝集素性溶血性貧血	赤血球（I 抗原）	寒冷にさらされると Raynaud 現象	
発作性寒冷血色素尿症	赤血球（共通抗原）	寒冷にさらされると血色素尿症	
特発性血小板減少性紫斑病	血小板巨核球	鼻出血，歯肉出血，その他各部位の出血	
悪性貧血	内因子，壁細胞マイクロソーム	易疲労感，食欲不振，神経障害	
Goodpasture 症候群	腎糸球体肺基底膜	腎障害（タンパク尿など），肺炎，関節炎	
溶血性レンサ球菌感染後腎炎	?	タンパク尿，血尿，高血圧，浮腫	
多発性硬化症	脳組織	運動障害，知覚異常，複視，視力障害，歩行障害	HLA と関連
潰瘍性大腸炎	大腸リポ多糖体	下痢（粘血液便）	

重症筋無力症	骨格筋，心筋，アセチルコリンレセプター	筋力低下，眼瞼下垂，易疲労感	胸腺腫
水晶体過敏性眼内炎	水晶体	虹彩毛様体炎	
Vogt-小柳-原田病	メラノサイト	網脈絡膜炎，虹彩毛様体炎，髄膜刺激症状，難聴，白髪	
交感性眼炎	メラノサイト	網脈絡膜炎，虹彩毛様体炎	
特発性アジソン病	副腎皮質細胞，細胞質	低血圧，体重減少，食欲不振，脱力感，色素沈着	HLAと関連
大動脈炎症候群	大動脈	Raynaud現象，眼底出血	
原発性胆管性肝硬変	ミトコンドリア	中年女性に多い．胆汁うっ帯，黄疸	
活動型慢性肝炎	平滑筋，核，細胞表面リポタンパク質	易疲労感，食欲不振，GOT・GPT上昇	
若年性糖尿病	膵島細胞	糖尿，易疲労感，視力障害，神経障害，腎障害，心障害	HLAと関連
尋常性天疱瘡	デスモグレイン3	水疱	

Chapter 15
免疫不全症

〔Ⅰ〕原発性免疫不全症

　免疫担当細胞（immunocompetent cells）の分化不全のため，いろいろな形の免疫不全症（immunodeficiency）が起こってくる．B細胞系の免疫不全症，T細胞系の免疫不全症，TとBの複合した免疫不全症，貪食機能不全，補体の異常などがある（図15－1）．

　B細胞系の免疫不全症としては，X連鎖無γ-グロブリン血症（Bruton型先天性低ガンマグロブリン血症），選択的IgA欠損症などがあり，一般に化膿性細菌感染症の重篤化などが特徴である．TとBの複合した免疫不全症としては，重症複合免疫不全症，ADA欠損症，高IgM症候群がある．他の明確な免疫不全症としては，ataxia telangiectasia，Wiskott-Aldrich症候群（Wiskott-Aldrich syndrome），ディ・ジョージ症候群（Di George syndrome）などがある．

　貪食機能不全としては，慢性肉芽腫症（chronic granulomatous disease），Chédiak-Higashi症候群（Chédiak-Higashi syndrome）などがある．補体系の異常としては，C1q，C1r，C1s，C2，C3，C4，C5，C6，C7，C8，C9の欠損症が知られている．

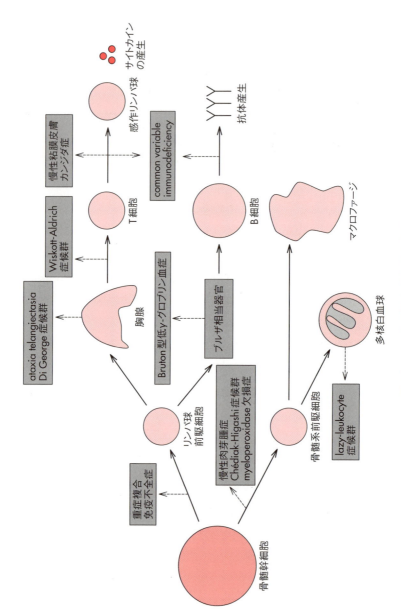

図 15-1 免疫不全症の感染機序

1　先天性免疫不全症　congenital immunodeficiency diseases の一般的特徴

　免疫不全症は種類により症状も異なるが，共通の臨床症状も多くみられる．慢性感染，再発性の感染症，日和見感染など通常あまりみられない感染症を併発することである．その他に免疫不全症によくみられる症状としては，皮膚発疹，下痢症，発育障害，肝脾腫，再発性腫瘍，再発骨髄炎，自己免疫病などである．また，各免疫不全症特有のものとしては，運動失調（ataxia），毛細管拡張症（telangiectasia），短肢小人症（short-limbed dwarfism），軟骨-毛髪発育不全（cartilage-hair hypoplasia），特発性内分泌障害（idiopathic endocrinopathy），血小板減少症（thrombocytopenia），部分的白子（partial albinism），湿疹（eczema），テタニー（tetany）などがある．
　先天性免疫不全症では，原因となる遺伝子が，約150種類同定されている．その主なものを表15－1に示しておく．
　これらの免疫不全症の診断は血清中の免疫グロブリンの測定，シック試

Memo

・**NBT還元試験**　nitroblue tetrazolium reduction test
　nitroblue tetrazolium（NBT）は薄黄色の水溶性の色素である．NBTは，好中球のヘキソース1リン酸回路の活性化により還元され，濃青色のフォルマザン（formazan）に変化する．すなわち，好中球をNBT溶液で処理すると，好中球内に濃青色の顆粒が形成されてくる．
　好中球機能の低下するような慢性肉芽腫症（chronic granulomatous disease）などでは，NBT試験で陽性率の低下がみられる．

・**CH_{50}**
　補体成分C9までが活性化されると溶血が起こる．この補体の活性化による溶血を利用して測定した補体価をCH_{50}という．すなわち，赤血球を50％溶血する時の血清の希釈倍数でもって表す．おおまかな血清中の補体活性の程度を知ることができる．
　通常は，ヒツジ赤血球（SRBC）とウサギ抗SRBC血清を反応させ，そこに希釈した被検血清を加え，SRBCを50％溶血する血清量を標準曲線により補正して求める．

表 15 − 1　先天性免疫不全症とその原因遺伝子

疾患の種類	疾患名	原因遺伝子
主として抗体産生不全のもの	X連鎖無γ-グロブリン血症	Btk
	μ鎖欠損症	Igμ鎖遺伝子
	選択的IgA欠損症	TACI
	常染色体劣性無γ-グロブリン血症	BLNK
TおよびB細胞両方の免疫不全	重症複合免疫不全症（SCID）	JAK3, IL-7R遺伝子
	ADA欠損症	ADA
	高IgM症候群	CD40L, CD40
他の明確な免疫不全症	ataxia telangiectasia	ATM
	Wiskott-Aldrich症候群	WASP
	Di George症候群	TBX1
免疫調節障害	X連鎖リンパ球増殖症候群	SAP
	自己免疫リンパ球増殖症候群	Fas, FasL
食細胞の異常	慢性肉芽腫症	CYBB（NOX2）
	Chédiak-Higashi症候群	LYST
自然免疫の異常	外胚葉形成異常症	NEMO
	単純ヘルペス脳炎	UNC93B1, TLR3
自己炎症性疾患	家族性地中海熱	MEFV
	トリパノソーマ症	APOL-1
補体欠損症	補体欠損症	C1-C9

験（Schick test），同種赤血球凝集素の定量，白血球数および分類，T，B細胞サブセット分類，遅延型皮内反応，好中球NBT還元能（☞ p. 165, Memo），CH_{50}（☞ p. 165, Memo）や補体成分の定量などを行う．

　一般的な治療としては，B細胞系の免疫不全には，γ-グロブリン，高度免疫化γ-グロブリン，凍結血漿の投与を行う．T細胞系の免疫不全症に対しては輸血，骨髄，胎児胸腺，培養胸腺細胞，胎児肝などの移植を行う．

　現在，アデノシンデアミナーゼ欠損症で，遺伝子治療が試みられている．

　感染症がしばしば併発し致命的であるので，抗生物質の投与は非常に重要である．

2 B細胞系の免疫不全症　B cell immunodeficiency disorders

A. X連鎖無γ-グロブリン血症　X-linked hypogammaglobulinemia

これは **Bruton** 型といわれるもので，幹細胞（stem cells）中に bursa 相当器官の細胞が欠損しており，B細胞の完全な欠如がみられる．btk（Bruton型チロシンキナーゼ）の異常による．小児に起こり，再発性中耳炎，気管支炎，肺炎，髄膜炎，皮膚炎，関節炎，吸収不良を伴う．

診断にはγ-グロブリンの定量を行う．総免疫グロブリンは250mg/dl 以下，IgG は 200mg/dl 以下，IgM，IgA，IgD，IgE は著減もしくは検出されない．末梢血中のB細胞は欠如しており，組織やリンパ節中に免疫グロブリンを含有する形質細胞はない．

治療にはγ-グロブリンを投与する．また，抗生物質の投与も行われる．

B. 選択的 IgA 欠損症　selective IgA deficiency

TACI 遺伝子の異常による．

IgA 産生細胞は減少しないが，IgA の産生が低下していることによる．HLA-A1，HLA-B8，Dw3 などの HLA 型によくみられる．

症状は再発性副鼻腔炎，肺炎，アトピー性疾患，胃腸障害，特にセリアック病（celiac disease）や潰瘍性大腸炎（ulcerative colitis），自己免疫病を伴う．

診断は血中 IgA 濃度が 5mg/dl 以下であること，細胞性免疫能は正常に保たれていることによりなされる．

治療はγ-グロブリンの投与を行う．

C. その他

選択的 IgM 欠損症（selective IgM deficiency），選択的 IgG 亜型欠損症（selective deficiency of IgG subclass），常染色体劣性無γ-グロブリン血症などがある．

3　TおよびB細胞両方の免疫不全

A.　重症複合免疫不全症 severe combined immunodeficiency disease

　TおよびB細胞の分化不全による．生後6カ月頃に発症し，再発性のウイルス，細菌，真菌，原虫の感染症を起こす．伴性あるいは常染色体劣性の遺伝をとる．原因遺伝子は，JAK3，IL-7R遺伝子とされている．

　T細胞およびB細胞の完全欠損，T細胞性免疫や胸腺陰影の欠損，PHA皮内反応の欠如，低γ-グロブリン，B細胞の減少または欠如により診断される．

　治療にはγ-グロブリンの投与や骨髄移植を行う．

B.　ADA欠損症

　Adenosine deaminase (ADA)遺伝子の欠損により起こってくる免疫不全症である．ADAは，adenosineとdeoxyadenosineをinosineとdeoxyinosineに変換する酵素である．ADAが欠損すると，adenosineとdeoxyadenosineが蓄積し，DNA合成が阻害されたり，DNAの断裂が生じたりする．リンパ球以外の細胞では，*de novo*のDNA合成経路が働くので，ADAが欠損しても，代償的にDNA合成が行われる．しかし，リンパ球では，DNA合成が行われないので，増殖が起こらなくなる．したがって，ADA欠損症では，T細胞系，B細胞系の両方の免疫不全が起こる．

　治療には，ADAの補給，造血幹細胞移植，ADA遺伝子の導入による遺伝子治療などが行われる．

C.　高IgM症候群

　免疫グロブリンIgMからのクラススイッチがうまく働かず，IgMを産生できるが，それ以降のIgG，IgA，IgEを産生できない．クラススイッチは，B細胞上のCD40とT細胞上のCD40リガンドの会合が重要である．男児に多いX連鎖高IgM症候群では，CD40リガンドに異常があり，常染色体劣性遺伝形式の高IgM症候群では，AID（activation-induced cytidine deaminase）の異常による．化膿菌の易感染性がみられ，ニューモシスチス

肺炎などに罹患しやすい．

4 他の明確な免疫不全症

A. ataxia telangiectasia を伴う免疫不全症

2歳頃に発症し，運動失調（ataxia），舞踏病様アテトーゼ様発作，錐体外路系障害などの神経症状と毛細管の拡張を伴う．再発性の副鼻腔炎，肺炎を繰り返す．また，選択的 IgA 欠損症を併発する．原因遺伝子は，ATM である．ATM は，DNA 修復に関与する．

診断は B および T 細胞系の異常，IgA 減少，特有の症状で行う．

治療は胎児胸腺移植を行う．

B. Wiskott-Aldrich 症候群　Wiskott-Aldrich syndrome

湿疹，再発性化膿性感染，血小板減少症よりなる．通常は，生下時にすでに血小板減少症があるが，湿疹は1歳前後に現れる．伴性遺伝をする．原因遺伝子は WASP（Wiskott-Aldrich syndrome protein）であり，これはシグナル伝達と細胞骨格形成に重要である．

血小板の減少による出血，貧血，慢性腎疾患を伴う．IgG の血中レベルは正常であるが IgM は低い．逆に IgA は上昇している．

治療は凍結血漿の投与，抗生物質の投与を行う．

C. Di George 症候群　Di George syndrome

この症候群は，特有の顔貌（低位耳介，魚様口，眼窩隔離症，小顎症，アンチモンゴロイド），上皮小体機能低下，先天性心疾患，細胞性免疫能不全からなる．原因遺伝子は，TBX1 である．

胎生期の胸腺発生障害が原因である．リンパ球減少，X線上胸腺の陰影欠損，遅延型皮膚反応の欠如，T細胞の減少などで診断される．

治療は胎児胸腺移植，カルシウム剤の投与などが行われる．

5 食細胞の異常

A. 慢性肉芽腫症 chronic granulomatous disease

生後2年以内にみられる伴性遺伝疾患である．日和見感染がしばしばみられる．その他にはリンパ節炎，肝脾腫，肺炎，骨髄炎，膿瘍を伴う．

原因遺伝子は，CYBB（NOX2）である．

診断はNBT還元試験，ケミルミネッセンス試験を行う．

B. Chédiak-Higashi症候群 Chédiak-Higashi syndrome

常染色体劣性遺伝をし，再発性感染症，肝脾腫，部分的白子，中枢神経障害，リンパ網内系悪性疾患を伴う．原因遺伝子は，LYSTである．

末梢血白血球中に巨大細胞質内顆粒状封入体が見い出される．また食菌能の低下がみられるのも特徴である．

6 補体の異常症

補体系の異常としては補体成分や補体inhibitorの欠損，機能異常がある．補体はオプソニン化（opsonization），殺菌（bacterial killing），好中球走化性（neutrophil chemotaxis）などに関係がある．しかし，補体系の異常により必ずしも易感染性となるとは限らない．

補体系の異常のあるものでは，自己免疫病，遺伝性血管運動神経性浮腫などがみられることもある．

補体の異常症を表15－2に示しておく．

7 後天性免疫不全症候群 acquired immunodeficiency syndrome（AIDS）

レトロウイルス科の**ヒト免疫不全ウイルス**（human immunodeficiency virus：**HIV**）によって起こってくる後天性の免疫不全を示す症候群である．主な臨床症状としては，リンパ節腫脹，浮腫，白血球減少症やリンパ球減少症，体重減少，貧血，下痢などがある．最も特徴的なのは免疫不全によって起こってくる日和見感染である．その中には，*Pneumocystis jiroveci*肺

炎やサイトメガロウイルス感染症，ヘルペスウイルス感染症，クリプトコッカス症，トキソプラズマ症などがある．また，カポジ肉腫（Kaposi's sarcoma）を初めとする腫瘍の発生がみられるのも特徴になっている．現在，この疾患は，輸血や激しい性行為によって起こるとされており，全世界で約100万人の患者がみられる．患者の数がどんどん増えており，対策が急がれている．

表15－2 補体成分の先天的欠損または異常症

欠損症または異常症	症　状
C1q 欠損症	agammaglobulinemia に合併，SLE 様症状
C1r 欠損症	繰り返す感染，糸球体腎炎，SLE 様症状
C1s 欠損症	SLE
C2 欠損症	健康，糸球体腎炎，SLE，Hodgkin 病
C3 欠損症	繰り返す感染，SLE，SLE 様症状
C4 欠損症	健康，SLE 様症状
C5 欠損症	健康，SLE，繰り返す感染
C5 機能不全症	皮膚・消化管感染
C6 欠損症	健康，淋菌感染，髄膜炎，Raynaud 現象
C7 欠損症	Raynaud 現象，強直性脊椎炎，慢性腎盂腎炎，髄膜炎
C8 欠損症	淋菌感染，色素性乾皮症，SLE，髄膜炎
C9 欠損症	健康，繰り返す感染，髄膜炎
C1INH 欠損症	HANE，SLE，皮膚筋炎
C3bINA	繰り返す感染

HANE：遺伝性血管運動神経性浮腫 hereditary angioneurotic edema

Memo

・**遺伝性血管運動神経性浮腫** hereditary angioneurotic edema（HANE）
　C1 INH の欠損により起こる．機序はよくわからないが，C1 INH の欠損が最終的にブラジキニンを大量に生じることによって起こると考えられている．
　外傷，寒冷曝露，ストレス，運動，感染症，月経などが原因となる．反復性の発作的な症状を伴う浮腫で，顔面，頸部，四肢の皮下に生じる．浮腫は限局しており，痛みやかゆみのないのが特徴である．浮腫は約1時間で消失する．喉頭に浮腫発作が起こると窒息死をすることもある．また，消化管では，激しい腹部痛，嘔吐，イレウスを起こすこともある．
　治療には，精製した C1 INH や抗カリクレイン剤を投与する．

〔Ⅱ〕続発性免疫不全症

　これは，放射線治療や免疫抑制薬の投与により免疫能の低下をきたしたものに起こってくるものである．また，悪性腫瘍，特に血液系の腫瘍では免疫能の低下が著しい．例えば，白血病では骨髄浸潤による好中球減少症や好中球機能低下，マクロファージの機能異常などが起こり，著しく免疫能が低下する．その他にも全身の消耗をきたすような疾患では免疫能の低下が起こる．

Memo

- **免疫増殖性症候群**　immunoproliferative syndrome
　免疫担当細胞が，腫瘍性あるいは非腫瘍性に増殖する疾患の総称．多くの場合，免疫の調節機構の破綻をきたし，免疫グロブリンの異常，自己免疫現象の発現，免疫不全症候群の発症などさまざまな免疫異常を伴う．
　この症候群は，T細胞性，B細胞性，網内系細胞性の3つに分けられる．
 1. T細胞性免疫増殖性症候群
　　非腫瘍性のものとして，伝染性単核症がある．また腫瘍性のものとしては，成人性T細胞性白血病，セザリー症候群，T細胞白血病，T細胞リンパ腫，mycosis fungoides などがある．
 2. B細胞性免疫増殖性症候群
　　非腫瘍性のものとして immunoblastic lymphadenopathy がある．これは，高齢者に多く，全身のリンパ節腫脹，皮膚の発疹，溶血性貧血，リンパ球減少症，免疫グロブリンの異常（多クローン性高γ-グロブリン血症），さまざまな自己抗体の発現が特徴である．
　　腫瘍性のものとしては，Burkitt リンパ腫，B細胞性白血病，B細胞性リンパ腫，毛髪細胞白血病，形質細胞腫（多発性骨髄腫）がある．形質細胞腫では，モノクローナル性の免疫グロブリンの異常高値を示すのが特徴である．
 3. 網内系細胞性増殖症候群
　　非腫瘍性のものとしては，サルコイドーシスがある．また，腫瘍性のものとして，細網肉腫，悪性組織球症，Hodgkin 病がある．

Chapter 16
免疫系の進化, 発達と老化, 妊娠

1 免疫系の進化

　真の意味での免疫系が出現してくるのは円口動物以上である．それまででも，いわゆる生体防御機構は備わっており，外界からの異物の侵入に対して抵抗する機構が備わっている．最も原始的なものとしては，食細胞がある．原生動物は食細胞そのものであり，外部からの異物を取り入れ，処理することにより，栄養を得ているのである．環形動物くらいになると体液性の殺菌性因子が出現してくるが，まだ抗体はみられない．

　円口類になり，原始的な抗体が，魚類になるとIgMが現れてくる．両生類，爬虫類，鳥類ではIgG様の抗体も出現する．

　リンパ球も円口類になってから出現し，鳥類になって始めてファブリキウス嚢が発達し，B細胞とT細胞に分かれるようになる（図16－1）．

　遅延型過敏症は，魚類以上で現れる．

2 免疫系の発達

　ヒトの場合，胎生期6週頃より，免疫担当器官（リンパ器官，胸腺など）が発生し，それに伴って免疫担当細胞の成熟も起こってくる．しかし，胎生期には原則として，抗体産生能や細胞性免疫能は備わっていないと考えてよい．これらが備わってくるのは生後10〜15週頃からである．これまでは，胎生期に母親より，胎盤を通過してきたIgG抗体が免疫を担うことに

	原生	海綿	腔腸	環形	軟体	節足	棘皮	原索	円口	魚	両生	爬虫	鳥	哺乳
食細胞	■	■	■	■	■	■	■	■	■	■	■	■	■	■
リンパ球				▨			▨	■	■	■	■	■	■	■
T細胞										▨	▨	■	■	■
B細胞										▨	■	■	■	■
抗体									▨	▨	■	■	■	■
IgM									▨	■	■	■	■	■
IgG												■	■	■
IgA													■	■
IgE														■
遅延型過敏症									■	■	■	■	■	■
急性移植拒絶反応		▨	▨					■		■	■	■	■	■
慢性移植拒絶反応				■				■	■	■	■	■	■	■

□ 完成していない　▨ 完成度低い　▧ 完成度やや高い　■ 完成度高い

図16−1　免疫系の進化の様子

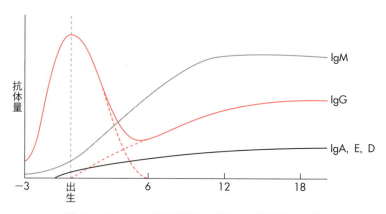

図16−2　ヒトの胎児期および生後の抗体量の変化

なる．また，母乳（特に初乳）中に含まれる分泌型 IgA 抗体も新生児の上気道や腸管局所での免疫を司る．

独力で抗体産生を営むようになるのは，10〜15 週頃からであるが，最初は IgM 抗体が，約 6 カ月後には IgG 抗体の産生能ができてくる（図 16 − 2）．

3 老化と免疫

老化に伴い，感染に対する抵抗性が低下したり，がんが発生しやすくなることなどはよく知られている．これらの現象が，免疫能の低下によることも容易に推測される．しかしながら，老化によって免疫機構のどのような変化によって低下が起こるのかについての定説はない．

免疫担当器官の老化に伴う変化として比較的はっきりしているのは胸腺である．図 16 − 3 に示すように胸腺は生下時が最も大きく，以後，徐々に萎縮していく．特に皮質の萎縮が著しい．しかし，脾臓やリンパ節などの大きさは老化に伴って変化しないとされている．

一方，免疫担当細胞の変化をみると，一般に高齢者では，T 細胞の減少，特にヘルパー T 細胞（CD4$^+$）の減少が起こる．反対に，制御性 T 細胞（CD8$^+$）の増加があるという報告がある．いずれにしても CD4/8 比は低下するようである．また T 細胞からの IL-2 産生や IL-2 レセプターの発現などもみられる．これに対し B 細胞の変化はあまりないようである．

免疫グロブリンのクラスおよびサブクラスの血中濃度の加齢による変化は特徴的である．すなわち，一般に IgG 抗体や IgA 抗体は加齢に伴って血中濃度が上昇する．特に IgG1 と IgG3 にこの傾向が著しい．IgE 抗体は 10 歳がピークであり，以後 30 歳ごろまで低下し続ける．しかしそれ以降は一定の値が保たれる．さらに，自己抗体がしばしば高齢者に出現することがある．抗核抗体，リウマチ因子などの増加が報告されている．

細胞性免疫能については，一般に低下が認められる．例えば，PHA や Con A によるリンパ球幼若化反応や DNCB による遅延型皮内反応の低下することが認められる．

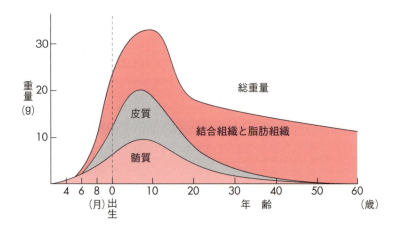

図16-3 ヒト胸腺の年齢による変化

4 妊娠と免疫

妊娠という現象は，免疫学的にみれば同種異系移植と比較することができる．というのは，胎児は母親由来のハプロタイプと父親由来のハプロタイプを1つずつもっているからである．このことは母親と胎児の間には組織適合性抗原（HLA）が半分は異なっていることを意味している．しかしながら，母親が胎児に対して免疫応答を起こすことはない．このような免疫不応答の機構についてはいろいろな仮説が提唱されているが，明確に説明できるものはない．おそらく，いろいろな機構が合わさって成立しているのであろう．

これらの機構としては，次の3つが考えられている．
1) 胎児と母親由来の組織間の解剖学的な障壁があり，母体からリンパ球が胎児へ入るのを防いでいる．
2) 胎児組織と母体組織の境界をなしている栄養胚芽細胞（trophoblast）に組織適合性抗原が発現されていない．またMHCをおおうムコ多糖体が存在する．これにより，母体側が胎児のMHCを認識できなくし

ている.

　3) 胎児のリンパ球や胎盤細胞，ホルモン，その他の種々の因子により，母体の免疫能が抑制される.

などである.

　2) については実際は，母体側では，胎児の異なるMHCの型に対する免疫応答が起こり，抗体産生が起こっている．しかし，この場合遮断抗体ができると，むしろ妊娠を存続させる方向に働く．というのは，遮断抗体ができることにより，MHC抗原がブロックされ，母親のヘルパーT細胞がMHC抗原を認識するのを阻止するからである.

　反対に，父親と母親のHLA型が近いと，遮断抗体ができにくく，結果として胎児に対する拒絶反応が起こる．これが習慣性流産の機構と考えられている.

　また，3) については，母体の全身の免疫能の低下は著しいものでなく，妊娠期に母胎の免疫能が低下することにより，感染にかかりやすくなったり，悪性腫瘍が発生しやすいという証拠はない．ホルモンは特に副腎皮質ホルモンやプロゲステロンなどが免疫能の低下をまねくことは知られている．しかし，現実にはそれほど強い免疫能の低下はみられない.

　以下のように考えると，妊娠の成立は免疫学的にはまだまだ説明できないのが現状である.

Chapter 17
免疫抑制薬,抗アレルギー薬

1 免疫抑制薬　immunosuppressants

A. 副腎皮質ステロイド　corticosteroid

　作用機序は複雑であり，なお明確ではない．ステロイド薬の投与により，Tリンパ球，Bリンパ球は減少するが，特にTリンパ球の方が減少の程度が強い．また，投与により血清中の免疫グロブリン濃度も低下する．リンパ球以外のマクロファージや好中球の機能も抑制する．貪食能の抑制，好中球からのリソソーム酵素の放出抑制などがみられる．臨床的には臓器移植，自己免疫病，アレルギー性疾患などさまざまな疾患に用いられている．

B. サイクロスポリンA　cyclosporin A（CS-A）

　Cylindrocarpon lucidum または，*Trichoderma polysporum* から産生されるアミノ酸11個よりなる分子量1,203の環状ポリペプチドである．
　ヘルパーTリンパ球の抑制を起こすと考えられている．移植拒絶反応の抑制効果が高い．
　サイクロスポリンの作用機構としては，次のように考えられている．まず，サイクロスポリンは分子量18,000のサイクロフィリンと呼ばれるタンパク質に結合する．このタンパク質にはpeptidyl-proryl cis-trans isomerase活性があるが，サイクロスポリンが結合することにより酵素活性が阻害される．そして，核内でインターロイキン2（IL-2）遺伝子からIL-2mRNAの合成を開始するのに必要な細胞質タンパク質とさらに結合し，このタンパク質

が細胞質から核内に移動するのを阻害する．その結果，抗原刺激後のヘルパーT細胞によるインターロイキン2（IL-2）の産生が抑えられる．これにより，細胞傷害性T前駆細胞の成熟細胞への分化とB細胞の抗体産生細胞への分化が阻止されるのである．

C. タクロリムス（FK506）

Streptomyces tsukubaensis から分離されたマクロライド系に属する化合物である．分子量は882で，作用機構はサイクロスポリンとほぼ同じである．結合するタンパク質は，FK-binding protein と呼ばれている．サイクロフィリンや FK-binding protein などを総称として，イムノフィリンという．

これの仲間に Rapamune（別名 ラパマイシン）がある．放線菌 *Streptomyces hygroscopicus* が生産する免疫抑制物質である．タクロリムスやサイクロスポリンとは，作用機序が少し異なる．すなわち，タクロリムスは，T細胞の活性化の初期に働くが，シロリムスは，少し遅れて，シグナル伝達およびリンパ球のクローン性増殖に作用する．このことから，サイクロスポリンと併用することで相乗的効果が得られる．また，腎毒性が少ないなど有利な点もある．この誘導体として，テムシロリムス，エベロリムスがある．

D. ミコフェノール酸とミコフェノール酸モフェチル

ミコフェノール酸モフェチルは，プロドラッグとして働き，体内で，ミコフェノール酸に変換する．これは，T細胞およびB細胞の増殖を抑制する．腎移植による急性拒絶の予防に有効とされている．

E. レフルノミド

レフルノミドは，核酸合成阻害薬であり，リンパ球の増殖を抑制する．関節リウマチ，Wegener肉芽腫症，SLE，重症筋無力症，GVHDに効果があるといわれている．

F. 抗体薬

抗体薬にはさまざまのものが，現在、開発されている．

抗胸腺グロブリン（antithymocyte globulin）は，貪食作用や補体による細胞障害を促進することにより，T細胞に結合して，T細胞を除去し，免疫

抑制を行う．

CTLA-4-Ig（ベラタセプト；belatacept）は，ヒト IgG1 の Fc と免疫抑制性の細胞外ドメインである CTLA-4 を融合したタンパク質であり，T 細胞の活性化を抑制する．

抗 CD52 抗体（アレムツズマブ；alemtuzumab）は，補体による細胞傷害によって，リンパ球の除去を行う．

抗 IL-2 レセプター（CD25）抗体は，IL-2 の結合を阻止することにより T 細胞の増殖抑制，活性化 IL-2 レセプター発現 T 細胞をオプソニン化し，排除する．

抗 TNF-α 抗体（インフリキシマブ；Infliximab）は，TNF-α の作用を抑制することによる．また，TNF-α を産生している細胞を除去する．自己免疫疾患の治療に用いられる．

2 抗アレルギー薬

抗アレルギー薬は，1 型アレルギーの治療薬である．この中には，メディエーター遊離抑制薬，ヒスタミン H_1 受容体拮抗薬，トロンボキサン A2 阻害薬，ロイコトリエン受容体拮抗薬，Th2 サイトカイン阻害薬がある．

A. メディエーター遊離抑制薬

1）ディソディウムクロモグリケート **disodium cromoglycate**（DSCG），インタール®

イギリスで開発された薬剤で，肥満細胞の膜を安定化させヒスタミンやロイコトリエンなどの化学伝達物質の遊離を抑制するものである．この薬剤は消化管から吸収されないので内服が無効である．通常は，特殊な吸入器で吸入させ，アトピー性の喘息や鼻アレルギーの治療に使う．

2）トラニラスト **tranilast**, リザベン®

この薬剤もインタールと同じく肥満細胞の膜を安定化させ，脱顆粒を抑制することにより化学伝達物質の遊離を阻止する．これは経口薬であり，薬剤として使用が簡単である．肝機能障害がみられる．

3) アンレキサノクス　amlexanox

黄芩（コガネバナの根）の成分を改良したアガキサンチン誘導体のクロモン骨格がある．cyclic AMP を上昇させることにより，ロイコトリエンの遊離を抑制する．抗ヒスタミン作用はない．経口，点鼻，点眼で用いる．

4) レピリナスト　repirinast

ピラキノリン誘導体で，ディソディウムクロモグリケートに類似した作用をもつ．肥満細胞への Ca^{2+} の流入を阻害することにより，ヒスタミンやロイコトリエンの遊離を抑制する．経口投与可能である．抗ヒスタミン作用はない．

5) イブジラスト　ibudilast

ロイコトリエン，PAF 拮抗作用がある．抗ヒスタミン作用はない．経口的に投与可能である．

6) その他

タザノラスト（tazanolast），ペミロラスト（pemirolast）などがある．

B. ヒスタミン H_1 受容体拮抗薬

1) ケトティフェン　ketotifen，ザジテン®

この薬剤も好塩基球や肥満細胞からの化学伝達物質遊離の阻止作用をもっている．また同時に抗ヒスタミン作用をもっているのが特徴である．経口的に投与できるので使用しやすい．副作用としては，抗ヒスタミン薬としての副作用，すなわち眠気，倦怠感などがある．

2) アゼラスチン　azelastine，アゼプチン®

新しい抗アレルギー薬で，ロイコトリエンに対しても産生および遊離を抑制することができる．

3) オキサトミド　oxatomide

細胞内の Ca^{2+} の流入を抑制することによりヒスタミンやロイコトリエンなどの化学伝達物質の遊離を抑制する．また，ロイコトリエンの合成を抑制する作用もある．経口的に投与することができる．抗ヒスタミン

作用がある．

4）その他

メキタジン，テルフェナジン，フマル酸エメダスチンなどがある．さらに，新しいものに中枢移行性の少ない，すなわち，眠気や副作用の少ないものとして，塩酸エピナスチン，アステミゾール，エバスチン，塩酸フェキソフェナジン，塩酸オロパタジン，ベシル酸ベポタスチン，ロラタジン，デスロラタジン，ビラスチン，レボセチリジン塩酸塩などがある．

C. トロンボキサン A2 阻害薬

トロンボキサン A2 阻害薬は，トロンボキサン A2 の合成を阻害することにより，メディエーターの合成を阻害するトロンボキサン A2 合成阻害薬とトロンボキサン A2 受容体拮抗薬がある．トロンボキサン A2 合成阻害薬には，オザグレル塩酸塩水和物がある．また，トロンボキサン A2 受容体拮抗薬には，セラトロダスト，ラマトロバンがある．

D. ロイコトリエン受容体拮抗薬

ロイコトリエンの産生・分泌を阻害するものとして，プランルカスト，ザフィルルカスト，モンテルカストなどがある．

E. Th2 サイトカイン阻害薬

トシル酸スプラタストがある．この薬剤は，作用機構として，Th2 細胞から産生される IL-4, IL-5 の産生を抑制し，B 細胞からの IgE 抗体の産生を抑え，好酸球の活性を抑制して気道過敏性を改善すると考えられている．このことから，現在，アレルギー性の気管支喘息に用いられている．

3　γ-グロブリン製剤

感染症の治療や予防を目的として，ヒト免疫血清グロブリンが使われている．これには，標準ヒト免疫血清グロブリン，特異的ヒト免疫血清グロブリン，静注用ヒト免疫血清グロブリンなどがある．

A. 標準ヒト免疫血清グロブリン

多数のヒト血清（または血漿）をプールし，精製したもので，いろいろ

なウイルスや細菌などに対する抗体を含んでいる．A型肝炎，非A非B型肝炎，麻疹，風疹などの予防に効果があるとされている．

B. 特異的ヒト免疫血清グロブリン

特定の病原体に対する抗体を一定濃度以上含むγ-グロブリン製剤で予防や治療に用いられる．一般に回復期の患者の血清をプールしたものである．破傷風ヒト免疫血清グロブリン，B型肝炎ヒト免疫血清グロブリン，水痘ヒト免疫血清グロブリンなどがある．

C. 静注用ヒト免疫血清グロブリン

一般に，ヒト免疫血清グロブリンを静注すると，γ-グロブリンの凝集体の形成による補体活性化を引き起こし，ショック様の症状が出現することがある．そこで，γ-グロブリン製剤にさまざまな処理をすることにより，凝集体の形成をなくし，補体活性化を抑えたγ-グロブリン製剤が静注用として用いられている．処理法としては，ペプシンやプラスミンなどの酵素処理，スルホン化，ポリエチレングリコール処理，酸処理などがある．

重症感染症，ウイルス感染の予防，川崎病の治療，無および低γ-グロブリン血症，突発性血小板減少性紫斑病などに用いられる．

参考および引用文献

1) 矢田純一著：医系免疫学　改訂14版．中外医学社，2016．
2) Male D，他著．高津聖志他監訳：免疫学イラストレイテッド　原書 第7版．南江堂，2009．
3) 宮坂信之，他編：新版　臨床免疫学　第2版．講談社サイエンティフィク，2009．
4) Murphy K，他著，笹月健彦監訳：Janeway's　免疫生物学　原書第7版．南江堂，2010．
5) Levinson W. 著：Review of Medical Microbiology and Immunology, 11*th* ed., Lange, 2010.
6) Delves PJ，他著：Roitt's Essential Immunology, 13*th* ed., Wiley-Blackwell, 2017.
7) Abbas, A.K. 他著（松島綱治，山田幸宏訳：基礎免疫学－免疫システムの機能とその異常　原著第5版　エルゼビア・ジャパン，2016．

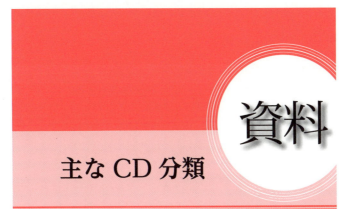

CD 名称	CD 分子の主な分布	特異性・機能・その他
CD1a	胸腺皮質 T	β_2-microglobulin を結合,
CD1b	ランゲルハンス細胞	抗原提示 (?),
CD1c	樹状細胞	ホルモンレセプター (?)
CD2	T 全般, 悪性 T 全般	LFA-2 (LFA-3 CD58 のレセプター), ヒツジ赤血球のレセプター
CD2R	活性化 T	CD2R エピトープ (LFA-3 結合部位とは無関係)
CD3	成熟 T, T-CLL, ATL	T 細胞レセプターと複合体形成, 5 つの CD3 鎖 (γ, δ, ε, ζ, η), ε 鎖
CD4	T サブセット (Th/i), ATL, T-CLL	MHC クラス II の認識に関与, HIV のレセプター, 24 エピトープを確認
CD5	T 全般, B サブセット, 悪性 T, B-CLL	T 細胞に対して comitogenic
CD6	成熟 T, B サブセット, T-CLL, ATL	
CD8	T サブセット (Tr/c)	MHC クラス I の認識に関与, α/α または α/β 二重鎖として存在
CD9	B の一部, 単球, 血小板	血小板の活性化
CD10	B 前駆, 顆粒球, cALL	neutral endopeptidase
CD11a	白血球全般	LFA-1 α 鎖, インテグリンファミリー
CD11b	単球, 顆粒球, NK	Mac-1 α 鎖, C3bi レセプター, インテグリンファミリー
CD11c	単球, 顆粒球, hairy cell leukemia	C3bi レセプター (?), インテグリンファミリー
CDw12	単球, 顆粒球	CDw12 は再評価が必要
CD13	単球, 顆粒球, AML	aminopeptidase N
CD14	単球, AML (M5)	
CD15	顆粒球, AML	glycosphingolipid 上の 3-fucosyllactosamine
CD16	顆粒球, NK, 単球	Fcγ レセプター (低親和性, FcR III)
CDw17	顆粒球, 単球, 血小板	lactosylceramide
CD18	顆粒球, 単球, リンパ球	LFA-1 (CD11) の β 鎖, ICAM-1 (CD54) のレセプター
CD19	B 全般, B 前駆, nonT-ALL	CD19 は B の活性化と増殖を阻止
CD20	B 全般, B-CLL, B-lymphoma, nonT-ALL	イオンの流入に関与
CD21	B の一部, 樹状細胞, B-CLL	EBV レセプター, C3d レセプター (CR2)
CD22	末梢血 B, B-lymphoma	myelin associated protein, CD33 および N-CAM (CD56) と相同

CD名称	CD分子の主な分布	特異性・機能・その他
CD23	活性化B，活性化マクロファージ，好酸球，B-CLL	FcεレセプターII（低親和性）
CD24	B全般，B前駆，顆粒球，nonT-ALL，B-CLL，B-lymphoma，myeloma	IL-2レセプター（α鎖，低親和性）
CD25	活性化T，活性化B，ATL	dipeptidyl-peptidase IV
CD26	活性化T，活性化B，マクロファージ	
CD27	成熟T，活性化T，T-CLL	サイトカインの輸送に関与（？）
CD28	Tサブセット，活性化T，活性化B，ATL，Sézary cells	
CD29	Tサブセット，B，単球，血小板	VLAβ鎖，インテグリンβ1鎖，血小板のgpIIa
CD30	活性化T，活性化B，ホジキン細胞	
CD31	単球，顆粒球，血小板，B	血小板のgpII2a
CD32	単球，顆粒球，好酸球，B	40KDFcレセプター（FcγRII）
CD33	未熟顆粒球，単球，APL，AML	
CD34	造血器前駆細胞	
CD35	顆粒球，単球，B，赤血球，樹状細胞	C3bレセプター（CR1）
CD36	単球，血小板	thrombospondin/collagenレセプター，gpIV
CD37	B全般	
CD38	活性化T，形質細胞，単球，ALL	
CD39	B	
CD40	B	Bの活性化に関与，NGFレセプター（？）
CD41a	血小板，巨核球	Intact gpIIb/IIIa complex
CD41b	血小板，巨核球	gpIIb
CD42a	血小板，巨核球	gpIX 9
CD42b	血小板，巨核球	gpIb
CD43	白血球全般	leukosialin
CD44	白血球全般	Pgp-1，homing receptor（？）
CD45	T，B，顆粒球，単球	conventional LCA，common determinant of all isoform
CD45RA	B，Tサブセット(Tr/i)，単球の一部	restricted LCA
CD45RB	B，Tサブセット，単球	restricted LCA
CD45RO	T，Bサブセット，単球	restricted LCA
CD46	白血球全般	MCP（membrane cofactor protein），DAF（CD55）と近似

CD名称	CD分子の主な分布	特異性・機能・その他
CD47	白血球全般, 上皮細胞	N-linked glycan
CD48	白血球全般	Pi-linked glycan
CDw49b	血小板, 活性化T	VLA α2鎖, コラーゲンレセプター, gp Ia
CDw49d	血小板, リンパ球, 単球	VLA α4鎖, ラミニンレセプター, フィブリノーゲンレセプター
CDw49f	血小板, 巨核球	VLA α6鎖, ラミニンレセプター, gp Ic
CDw50	白血球全般	Pi-linked glycan
CD51	血小板	ビトロネクチンレセプターα鎖
CDw52	白血球全般, 上皮細胞, 精子	Campath-1, 抗体はGVHの防止に使用
CD53	白血球全般	MEM-53
CD54	白血球全般	ICAM-1 (LFA-1と結合), ライノウイルスレセプター
CD55	白血球全般, 多くの非血液細胞	DAF, Pi-linked glycan
CD56	NK, neuroectodermal cell	NCAM, homotypic adhesion
CD57	NK, Tサブセット	HNK-1
CD58	多くの血液細胞および非血液細胞	LFA-3 (LFA-2/CD2のリガンド)
CD59	白血球全般, 上皮細胞, 線維芽細胞	Pi-linked glycan, マウスのLy6Cと同類, 補体の細胞膜への攻撃を阻止
CDw60	Tサブセット, 血小板	NeuAc-NeuAc-Gal
CD61	血小板, 巨核球	gp IIIa, ビトロネクチンレセプターβ鎖, インテグリンβ3鎖
CD62	活性化血小板	GMP140 (PADGEM), 血小板膜へ移動した血小板α顆粒膜糖タンパク質
CD63	活性化血小板, 単球	血小板のライソゾーム内に存在, 活性化により血小板の表面に移動
CD64	単球, クッパー細胞	高親和性 IFN-γ処理で upregulate Fcγレセプター (FcγRI)
CDw65	顆粒球, 単球	X ^{3}NeuAc VII ^{3}FucnLc10Cer
CD66	顆粒球	顆粒球活性化リン酸タンパク質, CSF-1レセプター (?)
CD67	顆粒球	顆粒球 Pi-linked glycan 活性化
CD68	マクロファージ/単球	マクロファージの最良のマーカー
CD69	活性化T, 活性化B, ろ胞中心細胞, 活性化マクロファージ, NK	activation inducing molecule (AIM), early activation antigen
CD70	活性化T, 活性化B, Sternberg-Reed cells	
CD71	活性化T, 活性化B, マクロファージ, 増殖細胞	トランスフェリンレセプター

CD 名称	CD 分子の主な分布	特異性・機能・その他
CD72	B 全般	CD72 抗体は B 細胞の増殖を促す
CD73	B サブセット，T サブセット	ecto-5/-nucleotidase
CD74	B, 単球	MHC クラス II associated invariant chain
CDw75	成熟 B, T サブセット	
CD76	成熟 B, T サブセット	
CD77	活性化 B	globotriaosylceramide（Gb3）
CDw78	B 全般，単球サブセット	
CD79a	panB, 形質細胞	mb-1, Ig α
79b	panB	B29, Ib β
CD80	活性化 B, HTLV-1-T	B7, BB1, CD28 のリガンド
CD81	リンパ球，間葉系，神経外胚葉系	TAPA-1, CD19/CD21/R2 の会合
CD82	活性化リンパ球	R2, IA4, 4F9, CD19/CD21/CD81 と会合
CD83	LC, LIDC, 活性化リンパ球	HB15, DC 特異的
CDw84	T, B, 単球, 血小板	—
CD85	末血 B, 形質細胞, HCL	VMP-55, GH1/75
CD86	活性化 B,（単球）	FUN-1, BU63
CD87	単球系，顆粒球	UPA-R, 骨髄・単球系分化抗原
CD88	顆粒球，マクロファージ，肥満細胞	C5aR
CD89	顆粒球，単球系，T サブセット，B サブセット	Fc α R
CDw90	$CD34^+$ の一部, pro Thy, 脳	Thy-1
CD91	マクロファージ，肝，胎盤合胞体細胞	α_2M-R
CDw92	顆粒球，単球，好酸球，肥満細胞	—
CD93	顆粒球，（単球）	—
CD94	NK, $\gamma \delta$ T, $CD8^+56^+$T	KP43
CD95	骨髄球系，T 芽球	APO-1/ Fas, NGFR-SF
CD96	活性化 T・NK・(B)	Tactile
CD97	活性化 T	—
CD98	活性化リンパ球 単球＞T, B, NK, 顆粒球	4F2, 2F3 co-stimulation
CD99	リンパ球	E2/MIC2, E ロゼット形成
CD100	活性化 T, EBV-B, 顆粒球, Thy	BB18, A8, co-stimulation？
CDw101	T サブセット，顆粒球，単球	BB27, BA27, $CD28^+CD101^+ \rightarrow$ CD2 で増殖

CD名称	CD分子の主な分布	特異性・機能・その他
CD102	リンパ球,単球,内皮細胞	ICAM-2, LFA-1のリガンド
CD103	粘膜内T, HCL, 活性化リンパ球	HML-1インテグリンβ7鎖, $α^Eβ7$
CD104	上皮,癌	インテグリンβ4鎖, $α6β4$
CD105	活性化HUVEC, (単球, B)	Endoglin, TGFβ1・β3-R
CD106	内皮細胞, 骨髄ストローマ細胞	VCAM-1, INCAM-110 VLA-4と反応
CD 107a	活性化血小板	LAMP-1
107b		LAMP-2
CDw108	活性化T, HD, (間質)	─
CDw109	内皮細胞, 活性化T, 血小板	8A3, 7D1
CD115	単球系とその前駆細胞	CSF-1R, M-CSFR (c-fms)
CDw116	単球, 顆粒球, 好酸球, 線維芽細胞, 内皮細胞	GM-CSFR, HGM-CSFR
CD117	造血幹細胞, 肥満細胞, メラノサイト	SCFR (c-kit)
CD118		(open for IFN-α-R, IFN-β-R)
CDw119	単球系, B, 線維芽細胞, 内皮細胞	IFN-γ-R
CD 120a	─	TNFR (55kDa)
120b		TNFR (75kDa)
CD 121a	T, Thy, 内皮細胞, 線維芽細胞	IL-1R typeⅠ
121b	B, 単球系	IL-1R typeⅡ
CD122	─	IL-2Rβ
CD123		(open for IL-3R)
CDw124	成熟T・B, 造血前駆細胞	IL-4R
CD125		(open for IL-5R)
CD126	活性化B, 形質細胞	IL-6R
CDw127	リンパ球前駆細胞, 未熟T・B	IL-7R
CDw128	顆粒球, 好塩基球, Tサブセット, 単球, ケラチノサイト	IL-8R
CD129		(open for IL-9R)
CDw130	─	IL-6R-gp130SIG

CD名称	CD分子の主な分布	特異性・機能・その他
CDw131	活性化B, 形質細胞, マクロファージ	IL-3R, IL-5Rに共通のβ鎖
CD132	広範	IL-2R, IL-4R, IL-7R, IL-9R, IL-13R, IL-15Rに共通のγ鎖
CD134	活性化T亜群	OX40
CD135	Progenitor亜群	Flt3, Flt2
CDw136	β鎖特異的	マクロファージ刺激タンパク質R (MSP-R) / RON
CDw137	T亜群	活性化T細胞抗原 4-1BB
CD138	形質細胞, 上皮細胞	Syndecan-1 (細胞表面プロテオグリカン)
CD139	胚中心-B, 樹状細胞	
CD140a	(血管内皮)	PDGFRa
CD140b	血管内皮, 間質細胞, メサンギウム細胞	PDGFRb
CD141	血管内皮	トロンボモジュリン
CD142	血管内皮, 活性化マクロファージ	組織因子
CD143	血管内皮亜群	アンギオテンシン変換酵素 (ACE)
CD144	血管内皮	VEカドヘリン
CDw145	血管内皮, 間質細胞	
CD146	血管内皮, 活性化T	MUC18, S-END1
CD147	血管内皮, マクロファージ, T亜群, 血小板, 赤血球	ニューロテリン, basigin
CD148	血液幹細胞	human protein-tyrosine phosphatase (HPTP), p260ホスファターゼ
CDw149	広範	MEM-133
CDw150	胸腺, T, B	signaling lymphocytic activation molecule (SLAM), IPO-3
CD151	血小板, 血管内皮	platelet-endotelial cell tetra-span antigen (PETA-3)
CD152	活性化T	cytotoxic T lymphocte Ag-4 (CTLA-4)
CD153	活性化T	CD30L
CD154	活性化T, 肥満細胞, 好塩基球	CD40L, T-BAM
CD155	マクロファージ, CD34$^+$胸腺	ポリオウイルスR (PVR)
CD156	マクロファージ, 顆粒球	a disintegrin and metalloprotease 8 (ADAM8), MS2
CD157	マクロファージ, 好中球, 血管内皮	bone marrow stromal antigen 1 (BST-1), MO-5

CD 名称	CD 分子の主な分布	特異性・機能・その他
CD158a	クラスI（Cw4）特異的	p58.1
CD158b	クラスI（Cw3）特異的	p58.2
CD161	NK，T 亜群	NKRP-1
CD162	T，マクロファージ，顆粒球，B 亜群	P-selectin glycoprotein ligand-1（PSGL-1）
CD163	マクロファージ	M130
CD164	T，マクロファージ，顆粒球，B 亜群，前駆細胞	MGC-24
CD165	胸腺，胸腺上皮	GP37/AD2
CD166	活性化リンパ球，血管内皮線維芽細胞	activated leukocyte cell adhesion molecule（ALCAM）/CD6-リガンド
CD167a	上皮細胞，樹状細胞	コラーゲンレセプター
CD168	単球，T 細胞の一部，胸腺リンパ球	細胞接着，ヒアルロン酸レセプター（CD44 と会合）
CD169	マクロファージ，単球	細胞接着（CD277・CD206 と結合）
CD170	マクロファージ，単球，好中球，樹状細胞	細胞接着（ガングリオシドと結合）（Siglec-5）
CD171	T 細胞の一部，B 細胞の一部，樹状細胞，単球，神経細胞	細胞接着（CD54・CD24 と結合）
CD172a	マクロファージ，樹状細胞，神経細胞，T 細胞の一部	マクロファージ・樹状細胞の活性化抑制（CD47 と結合）．血球の貪食を抑制（SHP-1, SIRP-α）
CD172b	単球，顆粒球，樹状細胞	細胞接着．食作用．活性化（DAP12 と会合）（SIRP-β_1）
CD172g	多くの T 細胞，活性化 NK 細胞，B 細胞の一部，樹状細胞，マクロファージ	細胞接着．活性化の共刺激（CD47 と結合）（SIRP-γ, SIRP-β_2, SHPS-1）
CD173	赤血球，幹細胞の一部，血小板	A 型，B 型血液物質の前駆体（血液型 H）
CD174	幹細胞の一部，上皮，赤血球	血液型 Lewis Y 抗原（Lewis Y）
CD175	幹細胞の一部，赤血球，上皮細胞	CD22 と統合
CD176	幹細胞の一部	がん抗原
CD177	好中球の一部，好塩基球，NK 細胞	（NB1）
CD178	活性化 T 細胞，樹状細胞	Fas リガンド，Fas 保有細胞のアポトーシス誘導
CD179a	前 B 細胞	前 B 細胞から B 細胞への分化（代替 L 鎖 Vpre-B）
CD179b	同上	同上（代替 L λ5）
CD180	B 細胞の一部，単球，樹状細胞	リポ多糖体レセプター（MD1 と会合），B 細胞の活性化（RP105）
CD181	好中球，好塩基球，NK 細胞，T 細胞の一部，単球，内皮細胞	CXCR1．好中球の遊走・活性化．血管新生

CD名称	CD分子の主な分布	特異性・機能・その他
CD182	顆粒球, 単球, T細胞の一部	CXCR2. 好中球の遊走・活性化. 血管新生
CD183	活性化T細胞, B細胞, NK細胞, マクロファージ, 内皮細胞	CXCR3 (CXCL4・9・10・11に反応). T細胞などの遊走
CD184	単球, B細胞・T細胞の一部, 樹状細胞, 内皮細胞	CXCR4 (CXCL12に反応). 細胞遊走. HIVレセプター
CD185	B細胞, Th2細胞	CXCR5 (CXCL13に反応)
CD186	B細胞の一部, NK細胞, NKT細胞, Th1細胞	CXCR8 (CXCL16に反応). HIVレセプター
CD191	樹状細胞, マクロファージ, 単球, メモリーT細胞, NK細胞, 幹細胞の一部	CCR1 (CCL3・5・7・8・14・15・23に反応)
CD192	マクロファージ, 単球, 活性化T細胞, B細胞, 樹状細胞, 好塩基球, 内皮細胞	CCR2 (CCL2・7・8・12・13・16に反応). HIVレセプター
CD193	好酸球, 好塩基球, Th2細胞, 樹状細胞	CCR3 (CCL3・5・7・8・11・14・15・25・26に反応). HIVレセプター
CD194	Th2細胞, 未熟樹状細胞, NK細胞, 単球, マクロファージ, 好塩基球, 血小板	CCR4 (CCR17・22に反応)
CD195	T細胞の一部, 樹状細胞, マクロファージ, 単球	CCR5 (CCL3・4・5に反応). HIVレセプター
CD196	メモリーT細胞, B細胞, 樹状細胞, マクロファージ	CCR6 (CCL20に反応). βデフェンシンに反応
CD197	ナイーブT細胞, Th1細胞, 樹状細胞	CCR7 (CCL21に反応)
CD198	樹状細胞, T細胞の一部, マクロファージ, 単球, 内皮細胞	CCR8 (CCL1に反応). HIVレセプター
CD199	胸腺リンパ球, 上皮内T細胞	CCR9 (CCL25に反応). HIVレセプター
CD200	B細胞, 活性化T細胞, 胸腺リンパ球, 内皮細胞, 表皮細胞	OX2, マクロファージ, 顆粒球の機能調節 (CD200レセプターに結合)
CD201	内皮細胞の一部	プロテインCの活性化 (PROCR)
CD202b	内皮細胞・幹細胞の一部	血管新生 (アンギオポエチンに反応) (Tek)
CD203c	好塩基球, 肥満細胞, 巨核球	細胞外ヌクレオチドの除去 (NPP3)
CD204	好中球, マクロファージ	スキャベンジャーレセプター. アセチル化低密度リポタンパクなどのレセプター
CD205	樹状細胞, 胸腺上皮細胞	抗原の捕捉提示の促進 (DEC205)
CD206	マクロファージ, 単球, 樹状細胞, 表皮細胞	マンノースレセプター
CD207	ランゲルハンス細胞, 樹状細胞	抗原の捕捉と提示の促進 (Langerin)

CD名称	CD分子の主な分布	特異性・機能・その他
CD208	成熟樹状細胞	リソゾームにおける抗原の処理．MHCクラスⅡへの抗原の結合（DC-LAMP）
CD209	樹状細胞の一部	マンノース・糖タンパクを捕え取り込む．T細胞表面のICAM-3・血管内皮のICAM-2と接着．HIV・デングウイルスレセプター（DC-SIGN）
CD210	T細胞，B細胞，NK細胞，単球，マクロファージ，樹状細胞，肥満細胞	IL-10レセプターα鎖
CD212	活性化T細胞，NK細胞	IL-12レセプター
CD213a1	B細胞，NK細胞，内皮細胞，マクロファージ，単球，線維芽細胞	IL-13レセプターα1
CD213a2	B細胞，単球	IL-13レセプターα2
CD215	T細胞，NKT細胞，NK細胞，B細胞，マクロファージ，樹状細胞	IL-15レセプターα鎖
CD217	線維芽細胞，上皮細胞，リンパ球，マクロファージ，顆粒球	IL-17レセプター
CD218a	T細胞，NK細胞，B細胞の一部，マクロファージ，顆粒球，樹状細胞の一部	IL-18レセプターα
CD218b	T細胞の一部，NK細胞，単球，内皮細胞，樹状細胞の一部，顆粒球	IL-18レセプターβ
CD220	さまざまな細胞	インスリンレセプター
CD221	さまざまな細胞	IGF-Ⅰレセプター
CD222	リンパ球，単球，顆粒球，線維芽細胞，筋肉細胞	IGF-Ⅱレセプター，細胞の接着・遊走
CD223	活性化T細胞，活性化NK細胞	LAG-3, T細胞の増殖制御（MHCクラスⅡに反応）
CD224	リンパ球，単球，顆粒球，内皮細胞，幹細胞	GGT，アポトーシス阻止．細胞解毒（グルタチオンと会合）
CD225	白血球，内皮細胞	Leu-13，リンパ球の活性化（CD81/CD19/CD21と会合）
CD226	T細胞，NK細胞，B細胞，樹状細胞，単球，血小板，活性化内皮細胞	DNAM-1，キラー細胞の活性化．血管内皮のCD155と結合し血管外遊出（LFA-1と会合）
CD227	上皮細胞，単球，リンパ球の一部，幹細胞の一部	MUC-1，細胞接着（CD54・CD169・セレクチンと結合）
CD229	T細胞，B細胞，未熟胸腺リンパ球（DN），NK細胞，樹状細胞，マクロファージ	リンパ球の分化（SAPと結合）（リンパ球-9）
CD230	さまざまな細胞	アポトーシス阻止

CD名称	CD分子の主な分布	特異性・機能・その他
CD231	T細胞白血病, 神経芽腫	(TALLA-1)
CD234	赤血球, 内皮細胞, 上皮細胞, 神経細胞	ケモカインのレセプター (CXCL1・5・8・CCL2・5・7と結合) (Duffy)
CD235	赤血球, 幹細胞の一部	(glycophorin)
CD236	赤血球, 幹細胞の一部	(glycophorin-C)
CD238	赤血球, 血球前駆細胞	エンドセリン3変換酵素 (Kell)
CD239	赤血球, 線維芽細胞, 上皮細胞, 幹細胞の一部	赤血球の分化と移動 (ラミニンと結合) (B-CAM)
CD242	赤血球	細胞接着 (LFA-1・MAC-1・インテグリンb・d・eと結合) (ICAM-4)
CD243	幹細胞	薬物・毒物に結合, その代謝に干渉 (MDR-1)
CD244	NK細胞, 単球, マクロファージ, 好塩基球, 肥満細胞, 好酸球, 一部のCD8⁺T細胞, γδT細胞	NKレセプターの共レセプター. CD48と結合. 細胞活性化制御 (2B4, SLAM-F4)
CD245	T細胞の一部, B細胞, NK細胞, マクロファージ, 顆粒球, 血小板	シグナル伝達. 共刺激
CD247	T細胞, NK細胞	T細胞レセプター. NKレセプターからのシグナル伝達 (CD3ξ鎖)
CD248	内皮細胞, 線維芽細胞	血管新生 (endosialin)
CD249	上皮細胞, 内皮細胞	アンギオテンシンIIをアンギオテンシンIIIに変換 (APA)
CD252	活性化B細胞, 成熟樹状細胞, 内皮細胞, 肥満細胞	T細胞上のOX40に作用し, Th2細胞へ分化誘導 (OX40L)
CD253	活性化B細胞・T細胞, NK細胞, 活性化単球	TRAILレセプター (DR4, DR5など) をもつ細胞のアポトーシス誘導 (TRAIL)
CD254	活性化T細胞, 基質細胞, 破骨細胞	マクロファージ・樹状細胞・B細胞上のRANKと反応し, それらの細胞とT細胞の相互作用 (TRANCE, RANKL)
CD256	白血病細胞, 骨髄系細胞, 膵, 大腸	B細胞上のレセプター (TACI, BCAM) に作用し抗体産生誘導. B細胞・T細胞の増殖 (APRIL)
CD257	骨髄球細胞, 樹状細胞, 活性化マクロファージ	B細胞上のレセプターに作用しB細胞の成熟, 生存維持. T細胞の増殖 (BAFF, Blys)
CD258	活性化T細胞, 活性化マクロファージ, 未熟樹状細胞	共刺激分子としてT細胞の活性化ないしアポトーシス誘導 (LIGTH)
CD261	活性化T細胞	TRAIL (CD253) に反応し, 細胞のアポトーシス誘導 (TRAILレセプター1)
CD262	白血球, 心, 肝, 胎盤	TRAIL (CD253) に反応し, 細胞のアポトーシス誘導 (TRAILレセプター2)

CD 名称	CD 分子の主な分布	特異性・機能・その他
CD263	多くの細胞	TRAIL (CD253) によるアポトーシス阻止 (TRAILレセプター 3)
CD264	多くの細胞	TRAIL によるアポトーシス阻止 (TRAIL レセプター 4)
CD265	活性化マクロファージ, 樹状細胞, 破骨細胞	マクロファージの活性化 (CD254 のレセプター) (TRANCE レセプター, RANK)
CD266	内皮細胞, 上皮細胞, 表皮細胞	増殖, アポトーシスの調節 (CD255 のレセプター) (TWEAK レセプター)
CD267	B 細胞, 活性化 T 細胞	B 細胞の増殖抑制 (BAFF・APRIL のレセプター) (TACI)
CD268	B 細胞, 一部の T 細胞	B 細胞の成熟, 生存維持. T 細胞活性化 (BAFF レセプター)
CD269	B 細胞, 形質細胞	B 細胞の増殖, 生存維持 (BAFF・APRIL のレセプター) (BCMA)
CD270	休止期 T 細胞, B 細胞, その他さまざまな細胞	CD160・LIGHT に作用, 相手細胞を抑制ないし活性化 (HVEM, TNF レセプターファミリー 14)
CD271	神経細胞, B 細胞, マクロファージ, ろ胞樹状細胞	増殖因子 NGF に反応 (NGF レセプター)
CD272	活性化 T 細胞, 活性化 B 細胞	樹状細胞上の B7-H4 と反応. T 細胞・B 細胞の活性抑制 (BTLA)
CD273	活性化樹状細胞, マクロファージ, 活性化単球, 活性化 T 細胞	T 細胞の活性化ないし PD-1 に作用してアポトーシス誘導 (B7DC, PDL2)
CD274	樹状細胞, 活性化単球, マクロファージ, 活性化 T 細胞・B 細胞, NK 細胞, 上皮	B 細胞・T 細胞上の PD-1 に作用, 細胞のアポトーシス誘導 (B7H1, PDL1)
CD275	樹状細胞, 活性化単球, B 細胞, T 細胞	活性化 T 細胞上の ICOS に作用, Th2 細胞への分化誘導 (B7H2, ICOSL)
CD276	活性化樹状細胞, 活性化単球, 活性化 B 細胞	Th1 細胞の分化誘導ないし抑制 (B7H3)
CD277	T 細胞, B 細胞, NK 細胞, マクロファージ, 単球, 樹状細胞, 内皮細胞	T 細胞の活性化 (BT3.1R に反応) (BT3.1)
CD278	活性化 T 細胞	リガンド (B7-H2) と反応, Th2 細胞への分化誘導 (ICOS)
CD279	活性化 T 細胞, 活性化 B 細胞	リガンド (B7-H1) と反応し細胞のアポトーシス誘導 (PD1)
CD281	マクロファージ, 単球, 樹状細胞, 表皮細胞, 好中球	細胞の活性化 (リポタンパクに反応) (TLR[**]1)
CD282	マクロファージ, 単球, 樹状細胞, 表皮細胞, 顆粒球	細胞の活性化 (リポタンパク・グリカンに反応) (TLR2, DCL-1)

CD 名称	CD 分子の主な分布	特異性・機能・その他
CD283	マクロファージ，樹状細胞，線維芽細胞，上皮細胞	細胞の活性化（二本鎖 RNA に反応）（TLR3）
CD284	マクロファージ，単球，樹状細胞，内皮細胞	細胞の活性化（リポ多糖体に反応）（TLR4）
CD285	マクロファージ，リンパ系樹状細胞，B 細胞	細胞の活性化（細胞のフラゲリンに反応）（TLR5）
CD286	マクロファージ，単球，樹状細胞，内皮細胞	細胞の活性化（リポタンパク・真菌ザイモサンに反応）（TLR6）
CD287	マクロファージ，樹状細胞など	細胞の活性化（一本鎖 RNA に反応）（TLR7）
CD288	マクロファージ，単球，樹状細胞など	細胞の活性化（一本鎖 RNA に反応）（TLR8）
CD289	マクロファージ，樹状細胞の一部，B 細胞	細胞の活性化（DNA の CpG 配列に反応）（TLR9）
CD290	マクロファージ，樹状細胞，B 細胞	細胞の活性化（DNA の CpG 配列に反応）（TLR10）
CD291	マクロファージ，樹状細胞など	細胞の活性化（TLR11）
CD292	間葉系細胞，神経，軟骨細胞，筋	毛髪形成，胎芽発生（BMPR1A）
CD293	軟骨，間葉系細胞，心，腎，上皮	軟骨形成（BMPR1B）
CD294	Th2 細胞，好酸球，好塩基球	ケモカインレセプター（細胞遊走），プロスタグランジン D_2 に反応（CRTH2）
CD295	血球，単球，心，肝，腎，膵，胎盤	leptin レセプター，脂肪代謝調節，T 細胞の増殖
CD296	神経，心，骨格筋，上皮，T 細胞の一部，骨髄系細胞の一部	ADP リボースの転送，インテグリン・デフェンシン・増殖因子 PDGF-β と結合（ADP リボトランスフェラーゼ1）
CD297	赤血球，活性化単球，T 細胞，腸，卵巣	ADP リボースの転送（ADP リボトランスフェラーゼ4）
CD298	多くの細胞	Na，K イオンの交換（Na，K-ATPase β_3）
CD299	血管内皮細胞（肝・リンパ節）	ICAM-3 と接着，T 細胞の移動，HIV・C 型肝炎ウイルスのレセプター（L-SIGN）
CD300a	マクロファージ，単球，好中球，樹状細胞，NK 細胞，顆粒球，B 細胞の一部，肥満細胞，ヒトでは T 細胞，NK 細胞も	細胞の活性化抑制（CLM-8，LMIR-1，MAIR-Ⅱ）
CD300c	樹状細胞，単球，リンパ球の一部	(CML-6，LMIR-8，MAIR-Ⅲ)
CD300d	マクロファージ，顆粒球，B 細胞の一部	DAP12 ないし Fc レセプターγ鎖と会合，細胞の活性化（CML-4，LMIR-2，MAIR-Ⅱ）
CD300e	単球	(CLM-2，LMIR-5，MAIR-Ⅶ)
CD301	マクロファージ，未熟樹状細胞	細胞接着（糖鎖に結合）（MGL1）

CD 名称	CD 分子の主な分布	特異性・機能・その他
CD302	マクロファージ,単球,樹状細胞	(DCL1)
CD303	リンパ系樹状細胞	抗原捕捉,インターフェロン産生抑制 (BDCA2)
CD304	樹状細胞の一部,T細胞,神経,内皮細胞	T細胞,樹状細胞相互作用,血管新生 (VEGF・Sema-3Aに反応) (BDCA4, neuropilin)
CD305	マクロファージ,単球,B細胞,NK細胞,T細胞,樹状細胞	Ig様レセプター.細胞の活性化ないし抑制.Ep-CAMと結合 (LAIR1)
CD306	T細胞,マクロファージ	Ig様レセプター.細胞の活性化ないし抑制.Ep-CAMと結合 (LAIR2)
CD307a	B細胞	(IRTA5, FcRL1)
CD307b	B細胞の一部	(IRTA4, FcRL2)
CD307c	B細胞,T細胞の一部	(IRTA3, FcRL3)
CD307d	B細胞の一部	(IRTA1, FcRL4)
CD307e	B細胞(胚中心明調域で多い)	IgG・IgAと結合 (IRTA2, FcRL5)
CD308	血管内皮細胞,マクロファージ	増殖因子VEGFの作用で細胞増殖 (VEGFレセプター1)
CD309	血管内皮細胞,幹細胞の一部	増殖因子VEGFに反応.血管新生 (VEGFレセプター2)
CD310		(VEGFレセプター3)
CD312	マクロファージ,単球,樹状細胞の一部,肝,肺,活性化リンパ球,好中球	コンドロイチン硫酸グリコアミノグリカン・CD55と結合 (EMR2)
CD314	NK細胞,T細胞の一部	細胞傷害作用誘導(活性化レセプター)MICA・MICB・ULBPに反応 (NKG2D)
CD315	巨核球,上皮細胞,内皮細胞,B細胞の一部,活性化単球	CD9・CD81と結合 (CD9P1)
CD316	T細胞,B細胞,NK細胞,肝細胞	CD9・CD81と結合 (EWI-2)
CD317	B細胞,形質細胞,基質細胞,線維芽細胞,T細胞,NK細胞,単球,樹状細胞	(BST2)
CD318	造血幹細胞の一部,上皮細胞	(CDCP1)
CD319	NK細胞,多くのT細胞,活性化B細胞,成熟樹状細胞,マクロファージ	NK細胞の細胞傷害作用活性化 (CS1同士の結合) (CRACC, CS1, SLAM-F7)
CD320	ろ胞樹状細胞	B細胞の増殖刺激 (8D6)
CD321	血管内皮細胞,上皮細胞,白血球,血小板など	白血球上のLFA-1と接着.白血球の血管外遊出.レオウイルスレセプター (JAM-1)
CD322	血管内皮細胞,単球,B細胞,T細胞の一部	$α_4β_1$インテグリンと接着.リンパ球のホーミング (JAM-2)
CD323		(JAM-3)

CD名称	CD分子の主な分布	特異性・機能・その他
CD324	上皮細胞, 胎盤トロホブラスト, 幹細胞, 赤芽球	細胞接着（Eカドヘリン同士, β_7インテグリンとの接着による）(E-cadherin)
CD325	神経, 筋, 線維芽細胞, 内皮細胞, 幹細胞	細胞同士の接着, 基質との接着（Nカドヘリン同士の接着）(N-cadherin)
CD326	上皮細胞	LAIR, Ep-CAMと結合, 細胞活性化阻止（Ep-CAM）
CD327	B細胞, 顆粒球, 胎盤トロホブラスト	細胞接着（Siglec6）
CD328	NK細胞, T細胞の一部, 顆粒球, 単球	NK細胞・T細胞の制御（Siglec7）
CD329	単球, 好中球, NK細胞・B細胞・T細胞の一部	免疫応答の制御（Siglec9）
CD331	線維芽細胞, 上皮細胞などさまざまな細胞	増殖因子FGFに反応して細胞増殖. 四肢・頭蓋骨格・心筋・肝の発達（FGFレセプター1）
CD332	線維芽細胞, 上皮細胞	FGFに反応. 四肢・頭蓋顔面の発達（FGFレセプター2）
CD333	線維芽細胞, 上皮細胞	FGFに反応. 四肢・頭蓋顔面の発達（FGFレセプター3）
CD334	リンパ球, マクロファージ, 線維芽細胞, 上皮細胞	FGFに反応. 内胚葉・骨格筋の発達（FGFレセプター4）
CD335	NK細胞	細胞傷害作用誘導（活性化レセプター）. ウイルスヘマグルチニン・ヘパラン硫酸プロテオグリカンと結合（NKp46）
CD336	NK細胞	細胞傷害作用誘導（活性化レセプター）. ウイルスヘマグルチニンと結合（NKp44）
CD337	NK細胞	細胞傷害作用誘導（活性化レセプター）. ヘパラン硫酸プロテオグリカンと結合（NKp30）
CD339	基質細胞, 上皮細胞	Notch分子と結合. 発生・分化誘導（Jagged-1）
CD340	幹細胞の一部	(HER-2)
CD344	幹細胞の一部, さまざまな細胞	(FZD4)
CD349	幹細胞の一部, さまざまな細胞	(FZD9)
CD350	幹細胞の一部, さまざまな細胞	(FZD10)
CD351	ろ胞樹状細胞, B細胞, T細胞, マクロファージ, 単球	IgA, IgMのFcに反応, 細胞の抑制（Fcα/μレセプター）
CD352	NK細胞, T細胞, B細胞, 単球, 樹状細胞	自らと同一分子に反応（SLAMF6, NTB-A）
CD353	B細胞, マクロファージ, 単球	(SLAMF8, BLAME)

CD名称	CD分子の主な分布	特異性・機能・その他
CD354	好中球, 単球, マクロファージ, 樹状細胞, NK細胞, B細胞	DAP12と会合, 微生物物質に反応, 細胞の活性化をもたらす (TREM1)
CD355	B細胞, NK細胞, T細胞	(CRTAM)
CD357	マクロファージ, NK細胞, 樹状細胞, T細胞, B細胞	(TNFレセプター, ファミリー18, GITR)
CD358	B細胞, マクロファージ, T細胞	(TNFレセプター, ファミリー21, DR6)
CD360	B細胞, T細胞, NK細胞, マクロファージ, 顆粒球	IL-21に反応 (IL-21レセプター)
CD361	さまざまな細胞	(EVI-2B)
CD362	B細胞, T細胞, マクロファージ, 顆粒球	(syndecan2)
CD363	B細胞, T細胞, NK細胞	S1Pに反応, 細胞の遊走 ($S1P_1$)

T：T cell, B：B cell, M：myeloid cell, A：activated cell, N：NK cell/non-lineage cell, P：platelet, h/i：helper/inducer, r/c：regulatory/cytotoxic, CLL：chronic lymphocytic leukemia, ATL：adult T cell leukemia, ALL：acute lymphoblastic leukemia, HIV：human immunodeficiency virus, CTL：cytotoxic T lymphocyte, IL-2：interleukin-2, EBV：Epstein-Barr virus, AML：acute myelogenous leukemia, NK：natural killer cell, APL：acute promyelocytic leukemia, LFA：leukocyte function-associated antigen, LCA：leukocyte common antigen, VLA：very late antigen, ICAM：intercellular adhesion molecule, NCAM：neural cell adhesion molecule, DAF：decay accelerating factor, Pi：phosphoinositide, NGF：nerve growth factor. CA：cell adhesion, VE：vascular endothelial cell, CR：cytokine receptor
HLDAワークショップ9
※※TLR：Toll-like receptor（12章参照）
※CXCR, CCR：ケモカインレセプター（9章参照）

日本語索引

（①五十音順に分類し，カタカナ，ひらかな〔清・濁・半濁音〕，漢字の順に配列した．②漢字は同一漢字をまとめ，頭初の文字の読みの単音，複音の順とし，さらにその中で画数の少ない文字の順に配列した〔例：頚，血，結，月，肩の順〕．）

あ

アクセサリー細胞 27
アシアロ GM-1 147
アジュバント 7
アステミゾール 183
アセチルコリンレセプター 90,161
アゼプチン 88
アゼラスチン 88,182
アトピー 83,121
アトピー性皮膚炎 84,112
アナフィラキシー 6,86
アナフィラキシー型反応 79
アナフィラトキシン 74,75,76,77,81,91
アルサス反応 79,90,91
アルツハイマー病 112
アレムツズマブ 181
アレルギー 79
アレルギー疾患 111
アレルギー性胃腸炎 85
アレルギー性結膜炎 84,86
アレルギー性鼻炎 84
アレルゲン 79,83
——種類 85
アロタイプ 11
アンレキサノクス 182

悪性腫瘍 112
悪性転換 144
悪性貧血 158,160

い

イソタイプ 13
イディオタイプ 12
イディオタイプネットワーク 39
イノシトール・3リン酸 32
イブジラスト 182
イムノブロット法 69,70
インスリン依存性糖尿病 121,159
インスリン様増殖因子 100
インターフェロン 33,98,129,130,137,147,149,151,108
インターフェロン（IFN）-α 100
インターフェロン（IFN）-β 100
インターフェロン（IFN）-γ 100,128,130
インターフェロン λ1 107
インタール 88
インターロイキン 100,129
インターロイキン1 101

インターロイキン2 33,101,180
インターロイキン2レセプター 33
インターロイキン2（IL-2）遺伝子 179
インターロイキン3 101
インターロイキン4 98,102
インターロイキン5 102
インターロイキン6 102
インターロイキン6レセプター 33
インターロイキン7 102
インターロイキン8 102
インターロイキン9 103
インターロイキン10 103,107
インターロイキン11 103
インターロイキン12 103
インターロイキン13 103
インターロイキン14 103
インターロイキン15 104
インターロイキン16 104
インターロイキン17 104
インターロイキン18 104
インターロイキン19 104
インターロイキン20 104
インターロイキン21 105
インターロイキン22 105
インターロイキン23 105

インターロイキン 24	106	
インターロイキン 25	106	
インターロイキン 26	106	
インターロイキン 27	106	
インターロイキン 28	107	
インターロイキン 29	107	
インターロイキン 31	107	
インターロイキン 32	107	
インターロイキン 33	108	
インターロイキン 34	108	
インターロイキン 35	108	
インターロイキン 36	108	
インターロイキン 37	108	
インターロイキン 38	108	
インフリキシマブ	181	
インフルエンザウイルス	137	
胃腸アレルギー	85,86	
移植免疫	113	
移植免疫反応	113,122	
異系	122	
異種移植	113	
異種好性抗体	14	
鋳型説	42	
遺伝子再構成	43,46	
遺伝子治療	151,168	
遺伝性血管運動神経性浮腫	171	
一次ろ胞	17	
一次元拡散法	56	
一次免疫応答	37	
一次顆粒	27	
陰極性タンパク質	27	

う

ウィダール反応	60
ウイルス中和反応	66
ウエスタンブロット法	69
ウクテロニー法	58
受身赤血球凝集反応	59,60

え

エバスチン	183
エピトープ	5,43
エピナスチン	183
エフェクター T 細胞	52
エベロリムス	180
エリスロポエチン	100
エンドソーム	29
エンドトキシン	7

お

オキサトミド	182
オザグレル塩酸塩水和物	183
オプソニン	76,77,132,134
オロパタジン	183
オンコジン	144
おたふくかぜ	142
黄熱	137
大型顆粒リンパ球	147

か

ガス壊疽	66
カルモジュリン系	32
がん遺伝子	144
がん胎児抗原	145
がん退縮抗原	145,150
がんワクチン療法	150
化学伝達物質	80,82
可変部	11,24,52
可溶性抗原	55
花粉症	84,112
家族性地中海熱	166
過敏症	79
顆粒球	27
潰瘍性大腸炎	160
外胚葉形成異常症	166
隔絶抗原	155
獲得免疫	2,125,130,133
活性化マクロファージ	38,149
活性化抗原レセプター	147,148
活動型慢性肝炎	161
完全アジュバント	7
完全抗原	5
肝細胞増殖因子	100
肝臓	26
乾燥症候群	157
間接クームス試験	63
間接法	66
幹細胞	20
寒冷凝集素	14
寒冷凝集素性溶血性貧血	158,159,160
感作 T 細胞	92
感作リンパ球	2,3,50,51,92,136
感染	131
感染防御抗体	134
関節リウマチ	111,112,121,156,160

き

キニノゲナーゼ	82
キャリア	5,6,86

キラーTリンパ球	21	
キラーT細胞	92	
キラー細胞	148	
気管支喘息	83,84,86	
記憶T細胞	52	
記憶細胞	37	
寄生虫	28	
寄生虫感染	140	
既往症反応	37	
逆受身赤血球凝集試験	61	
急性期タンパク質	101	
急性糸球体腎炎	91,159	
拒絶反応	122	
狂犬病	142	
供与者	113	
胸腺	17,18,20,175	
胸腺腫	19,159	
胸腺肥大	19	
強直性脊椎炎	121	
競合法	67,68	
凝集原	59	
凝集素	59	
凝集反応	59	
局所アナフィラキシー	84	
局所免疫	141	
禁止クローン	41,153	

【く】

クームス試験	59,62,160	
クッパー細胞	26,76,133	
クラス	9,12,13,29,43	
クラスⅠ抗原	115,148	
クラスⅡ抗原	25,29,115,118	
クラスⅢ抗原	115	
クラススイッチ	25,35,46,168	

クローニング	45	
クローン	25,43	
クローン選択説	41,43,153	
グラム陰性菌	73	
グリア細胞	102	
グルカン類	73	

【け】

ケトティフェン	88,182	
ケミルミネッセンス試験	170	
ケモカイン	82,83,100,129	
ケラチノサイト増殖因子	100	
ゲル内沈降反応	55,56	
形質細胞	15,18,29	
形質細胞腫	172	
経口免疫寛容	139	
蛍光抗体法	66	
軽鎖	9	
劇症肝炎	111,112	
血液型	63	
血液型不適合輸血	89	
血管透過性の亢進	81	
血管内皮細胞	102	
血小板活性化因子	81	
血小板減少性紫斑病	90	
血小板由来増殖因子	100	
血漿タンパク質	129	
血清IgA	15	
血清病	66,91	
血清療法	66	
結核	93	
結節性多発動脈炎	157,160	
結節性動脈周囲炎	157	
原発性胆管性肝硬変	161	
原発性粘液水腫	160	

原発性免疫不全症	163	
減感作療法	87	

【こ】

コクサッキーウイルス	137	
コブラ毒因子	73	
コレラ	142	
コロニー刺激因子	100,101,109	
古典的経路	71,72,73,74,129,132	
固相法	67,69	
枯草熱	83	
甲状腺刺激ホルモン	94	
交感性眼炎	161,155	
交差抗原	154,155	
好塩基球	20,27,80	
好酸球	20,27,28,77	
好酸球陰極性タンパク質	28	
好酸球走化性	82	
好酸球ペルオキシダーゼ	28	
好酸球由来神経毒	28	
好中球	20,27,76,128,133,136	
好中球NBT還元能	166	
好中球走化性	82,170	
好中球遊走因子	102	
抗CD52抗体	181	
抗DNA抗体	155,156	
抗IL-2レセプター抗体	181	
抗TNF-α抗体	181	
抗アセチルコリン（Ach）レセプター抗体	159	
抗アレルギー薬	88,181	
抗イディオタイプ抗体	154	
抗ウイルス物質	100	
抗核抗体	155,156	

日本語索引

抗原	2,3,5,55
抗原レセプター	35
抗原過剰域	56
抗原決定基	5,55
抗原抗体複合体	71,88,90,91
抗原情報	35
抗原情報処理	29
抗原提示細胞	27,29,38,52,133,139
抗原認識	31
抗膵島細胞抗体	159
抗ストレプトリジンO テスト	65
抗体	2,3,9,55,59,71
抗体依存性細胞介在性細胞傷害反応	148
抗体過剰域	56
抗体産生機構	29
抗体産生細胞	18,20,23,25,29,35,36,38,43,46
抗毒素	64,136
抗ヒスタミン薬	88
抗リン脂質抗体症候群	156
恒常性	1
後天性免疫不全症候群	170
高IgM症候群	166,168
高域トレランス	42
酵素抗体法	67,69
膠原病	112,157
骨髄	17,26
骨粗鬆症	112
混合リンパ球反応	120
混合ワクチン	140

さ

サイクロスポリンA	179
サイクロフィリン	179
サイトカイン	20,33,35,52,82,83,92,97,129,133,136,137,149
——放出	92
サイトカインネットワーク	99,110
サイトカイン・レセプター	35
サイトカイン療法	151
サイログロブリン	153,160
サイログロブリンミクロソーム抗原	157
サブクラス	12,13,43
ザイモサン	73,75,132
ザジテン	88
ザフィルルカスト	183
細菌外毒素	37
細菌凝集能	14
細菌内毒素	73,75
細胞傷害性T細胞	21,23,50,92,101,102,115,123,136,145,147,149
細胞傷害性Tリンパ球	21
細胞傷害性試験	117,120
細胞傷害反応	89
細胞親和性抗体	80
細胞性免疫	2,50,111,123,136,137,140
細胞表面免疫グロブリン	118
細胞免疫療法	150
細胞溶解	75,77
細胞溶解反応	79,89
殺菌能	14
三種混合ワクチン	141
酸性水解酵素	27

し

シェーグレン症候群	121,157,160
シグナル調節機構	32
ジアシルグリセロール	32
シック試験	165
シロリムス	180
ジフテリア	65,66
ジフテリア毒素	65
じんましん	85,86,112
自然免疫	1,125,127,129
自然免疫応答	130
自然リンパ球	128
自家移植	113
自己抗体	94,154
自己免疫性溶血性貧血	90,158,160
自己免疫リンパ球増殖症候群	166
自己免疫病	19,41,111,153
死菌ワクチン	140
試験管内毒素抗毒素反応	64
遮断抗体	177
若年性関節リウマチ	155
若年性糖尿病	161
弱毒生菌ワクチン	140
主要組織適合遺伝子複合体	113
腫瘍壊死因子	98,100,109,149
腫瘍関連抗原	143
腫瘍特異移植抗原	143
腫瘍特異抗原	143
腫瘍マーカー	145
受容者	113

樹状細胞	27,29,128,150	スペルミン	132	**そ**		
習慣性流産	177	水晶体過敏性眼内炎	161			
重鎖	9,115	水晶体性ブドウ膜炎	155	組織球	26	
重症筋無力症		水痘	142	組織障害	123	
	19,90,121,159,161,180	膵炎	112	組織適合試験	117	
重症複合免疫不全症		髄質	17,18	組織適合性抗原	113	
	166,168			走化作用	77	
重層法	55,56	**せ**		走化性	75	
猩紅熱	65			走化性因子	76,81	
上皮系細胞	98	セラトロダスト	183	走化性活性	74	
上皮増殖因子	100	セザリー症候群	172	走化性物質	82	
上皮内リンパ球	139	正の選択	25	造血因子	100	
上皮バリア	128	正常同種赤血球凝集反応		増殖因子	100,101	
常染色体劣性無γ-グロブ			59	臓器移植	113	
リン血症	166,167	生体内毒素中和反応	65	即時型アレルギー		
静注用ヒト免疫血清グロブ		成人性T細胞性白血病	172		27,28,79,80	
リン	184	制御性T細胞		側鎖説	42	
食細胞	128,173		21,38,43,87,120,154,175	続発性免疫不全症	172	
神経系細胞	98	赤血球凝集能	14	損傷関連分子パターン	126	
神経増殖因子ファミリー		赤脾髄	19			
	100	接触性皮膚炎	92	**た**		
真菌	139	接着分子	31			
新生児溶血性貧血	64,90	舌下免疫療法	88	タクロリムス	180	
尋常性乾癬	121	先天免疫	1,125	タザノラスト	182	
尋常性天疱瘡	159,161	線維芽細胞	98,102	タフトシン	132	
腎メサンギウム細胞	102	選択的IgA欠損症		タンパク質分解酵素	81	
腎炎	112		163,166,167	多価ワクチン	140	
		選択的IgG亜型欠損症	167	多形核白血球	20,27	
す		選択的IgM欠損症	167	多能性幹細胞	20	
		繊毛	131	多発性筋炎	159,160	
スイッチ配列	50	繊毛運動	131	多発性硬化症	112,121,160	
スーパー抗原	36	全身性アナフィラキシー		多発性骨髄腫	172	
スクラッチテスト	86		84	体液性免疫	2,79,111,	
ステムセルファクター	100	全身性エリテマトーデス			123,134,136,140	
ステロイド療法	88		111,121,155	胎児赤芽球症	64,90,73	
ストレプトリジンO	65	全身性強皮症	157,160	大動脈炎症候群	159,161	
スプライシング	46	前単球	26			
スペルミジン	132	喘息	112			

代替経路	71,72,75,129,132				拮抗薬	183
第1相反応	78				トロンボポエチン	100
第2相反応	78	**て**			糖尿病	159
脱顆粒	80,81				同系移植	113
単球	26,77,128,133	テイコ酸	126		同種異系移植	113
単純拡散法	56	テムシロリムス	180		同種赤血球凝集素	14
単純ヘルペス脳炎	166	テルフェナジン	183		洞	19
		ディ・ジョージ症候群	163		特異性	2
ち		ディソディウムクロモグリケート	88,181		特異的ヒト免疫血清グロブリン	184
		低域トレランス	42		特発性アジソン病	161
遅延型アレルギー	79,92	定量的放射免疫拡散法	58		特発性血小板減少性紫斑病	159,160
遅延型過敏症	50,79,139	抵抗性	131		特発性肺線維症	112
遅延型過敏症反応	137	転換酵素	72		毒素中和反応	64,66
遅延型皮内反応	175	転写因子	32		貪食	133
中和抗体	64,134,136				貪食機能不全	163
中和反応	64	**と**			貪食作用	26
虫垂	20				貪食能増強作用	74
超可変部	11	トール様レセプター	125,126,129			
腸管免疫	139	トキシックショック毒素	37		**な**	
腸チフス	59,60	トキソイド	140			
直接クームス試験	62	トキソプラズマ	140		ナイーブT細胞	52,111
直接法	66	トシル酸スプラタスト	183		ナチュラルキラー細胞	23,128
沈降環	56	ドメイン	12,13		ナルコレプシー	121
沈降原	55	トラニラスト	88,181		内因子	158
沈降線	58,59	トランスフォーミング増殖因子	100		生ワクチン	140
沈降素	55	トランスフォーメーション	144			
沈降反応	55	トリパノソーマ	140		**に**	
——理論	56	トリパノソーマ症	166			
沈降反応曲線	57	トリプターゼ	82		二次顆粒	27,28
沈降物	55	トレランス	42,153,154		二次元拡散法	56
		トレハロース	42		二次元単純拡散法	56
つ		トロンボキサンA2阻害薬	181,183		二次元二重拡散法	58
		トロンボキサンA2受容体			二次免疫応答	37
ツベルクリン型反応	79,92				二重拡散法	56
ツベルクリン反応	93					

肉芽腫	139
日本脳炎	142
妊娠と免疫	176

ぬ

ヌクレオチドオリゴマー化ドメイン	127

ね

ネフローゼ症候群	112
粘液分泌亢進	81
粘膜免疫	139

は

ハイブリドーマ	44
ハッサル小体	18
ハプテン	5,6,86,88
ハプロタイプ	176
ハンセン病	93
バセドウ病	157,160
パーホリン	147,148
パイエル板	139
パターン認識レセプター	126
パラチフス	60
破骨細胞	26,101
破傷風	66
胚中心	18
肺胞マクロファージ	26
橋本病	157,160
白血球	20
白血球遊走阻止試験	95
白血病阻害因子	100

白脾髄	19
反応原性	5

ひ

ヒスタミン	27,80,81,82,91,102,181,182
ヒスタミン H_1 受容体拮抗薬	181
ヒト免疫不全ウイルス	170
ビタミン B_{12}	158
ピノサイトーシス	26,29
皮質	17
皮内反応	86,93
皮膚筋炎	159
非 T 非 B 細胞	23
非インスリン依存性糖尿病	159
非自己	5
非特異的生体防御	131
肥満細胞	27,80,81,83,103,128
脾臓	17,19
鼻アレルギー	84,86
百日咳	142
標準ヒト免疫血清グロブリン	184
標的細胞傷害試験	95
病原性	131
病巣感染	91

ふ

ファゴサイト	128
ファゴサイトーシス	29
ファゴソーム	133
ファゴリソソーム	133

ファブリキウス嚢	20
フィコリン	72,76
フィブリノイド変性	156
フェキソフェナジン	183
フマル酸エメダスチン	183
フロイントの不完全アジュバント	7
ブタクサアレルギー	121
ブドウ球菌エンテロトキシン群	37
ブルザ相当器官	20
ブルセラ症	93
プラキン	132
プランルカスト	183
プロパジン	132
不活化ワクチン	140
不完全抗原	5
不完全抗体	62,158
不変部	11,24,52
負の選択	26
風疹	142
副腎皮質ステロイド	179
分化抗原	145
分泌型 IgA	15,134,137,139
分泌型 IgA 抗体	175
分泌成分	15,139

へ

ヘパリン	27,81
ヘビ毒	66
ヘマチン	132
ヘム化合物	132
ヘモジリン	65
ヘルパー T 細胞	21,23,29,31,32,35,38,46,50,103,115,128,175
ヘルペスウイルス	137

ベーチェット病 121
ベポタスチン 183
ベラタセプト 181
ベンスジョーンズタンパク質 11
ペプチドホルモン 153
ペミロラスト 182
平滑筋収縮 81
辺縁帯B細胞 129
扁桃 17,20

ほ

ホスファチジル・イノシトール・2リン酸 32
ホメオスタシス 1
ボツリヌス 66
ポックスウイルス 137
ポリオウイルス 137
ポリクローナル抗体 43
補体 71,88,123,129,134,136
——異常症 170
補体欠損症 166
補体結合試験 78
補体結合能 14
補体結合反応 78
補体成分 115
発作性寒冷血色素尿症 160
発赤毒 65
防御抗体 66
傍皮質 17,18

ま

マクロファージ 19,20,26,101,102,128,133,136,137

マクロファージ活性化 92
マクロファージ活性化因子 149
マクロファージ系細胞 98
マクロファージ遊走阻止試験 95
マクロファージによる標的細胞傷害 123
マスト細胞 128
マンチニ法 56
マンナン 126
マンノース結合レクチン 76,129
麻疹 138
膜傷害性複合体 75,77,147
慢性甲状腺炎 157
慢性肉芽腫症 163,166,170

み

ミエロペルオキシダーゼ 27
ミコフェノール酸モフェチル 180

む

無精子症 155

め

メキタジン 183
メゾヘマチン 132
メディエーター遊離抑制薬 181
メモリーT細胞 52
免疫 1

免疫応答遺伝子 39,120
免疫学的監視機構 146
免疫学的寛容 42
免疫寛容状態 139
免疫グロブリン 9,13
免疫グロブリンスーパーファミリー 118,119
免疫系の進化 173
免疫原 5
免疫原性 5
免疫増殖性症候群 172
免疫担当器官 17,173
免疫担当細胞 17,20,163
免疫チェックポイント阻害薬 150,151
免疫電気泳動法 55,59
免疫粘着反応 74
免疫不応答 42
免疫複合体 71,74,91,134,138
免疫複合体病 91,138
免疫不全症 19,163
免疫抑制遺伝子 39
免疫抑制薬 179
免疫療法 150

も

モノカイン 97,100
モノクローナル抗体 43,44,45
モノクローナル抗体療法 151
モンテルカスト 183
毛髪細胞白血病 172
網内系細胞性増殖症候群 172

や

薬剤アレルギー	90

ゆ

輸血	124

よ

幼若化	23
溶菌	71
溶菌反応	134
溶血性レンサ球菌感染	156
溶血性レンサ球菌感染後腎炎	160
溶血性貧血	90
溶血素	65
溶血能	14
抑制性サイトカイン	38

ら

ライター病	121
ラクトフェリン	27
ラジオイムノアッセイ	67,68,69
ラパマイシン	180
ラマトロバン	183

り

リーダー配列	46
リウマチ因子	156
リウマチ熱	156,160
リケッチア症	59,60
リザベン	88
リソソーム	29
リゾチーム	27,128,131,132
リポソーム膜	73
リポ多糖体	73,126
リンパ球	17,18,19,20
リンパ球混合培養反応	115,117
リンパ球性脈絡髄膜炎ウイルス	138
リンパ球幼若化反応	93,175
リンパ系細胞	98
リンパ節	17
リンパ組織	17
リンパろ胞	19
リンホカイン	97,100
リンホカイン活性化キラー細胞	101
リンホトキシン	100,109,149

れ

レクチンレセプター	126,127
レクチン経路	73,76,129
レトロウイルス	37
レピリナスト	182
レフルノミド	180
レボセチリジン塩酸塩	183
レンサ球菌発熱性外毒素	37

ろ

ロイキン	132
ロイコキニン	132
ロイコトリエン	77,81,88,102,181,182
ロイコトリエン受容体拮抗薬	181,183
ロラタジン	183
老化	175

わ

ワイル・フェリックス反応	60
ワクチン	140,142

その他・外国語索引

その他

1型ヘルパーT細胞　　21,110,128
2型ヘルパーT細胞　21,128
17型ヘルパーT細胞　　21,128
Ⅰ型アレルギー　　16,80,84,86,112,140
Ⅰ型アレルギーの治療　87
Ⅰ型インターフェロン　107
Ⅰ型糖尿病　　112,159
Ⅱ型アレルギー　　88,89
Ⅱ型糖尿病　　159
Ⅲ型アレルギー　90,91,92
Ⅳ型アレルギー　　92

A凝集原　　63
A群溶血性レンサ球菌感染　　155
ABO式血液型　　63
ABO式血液型判定　60
ADA欠損症　　166,168
α-フェトプロテイン　145
α型インターフェロン　109

B$_{12}$欠乏症　　158
BRM療法　　151
B型肝炎　　142
B凝集原　　63
B細胞系の免疫不全症　163

B細胞抗原レセプター　　23,25,33
B細胞性白血病　　172
B細胞性免疫増殖性症候群　　172
B細胞性リンパ腫　　172
Bリンパ球　　20
β-リジン　　132
β型インターフェロン　109

C1インヒビター　　71,72
C4b結合タンパク質　71,72
C56789複合体　　77
C反応性タンパク質　　129
C領域　　11,46
CD分類　　20

D遺伝子　　46
DJ領域の再構成　　24

EBウイルス核抗原　　145

γ-グロブリン製剤　　183

H物質　　63
HLA抗原　　116
　──構造　　118
HLAと疾患　　121
HLAハプロタイプ　　115

IgA産生細胞　　29
IgD産生細胞　25,29,35
IgE抗体　　183

IgE産生細胞　25,29,35
IgG産生細胞　　29
IgM産生細胞　25,29,35
IL-1ファミリー　　108
IL-2レセプター　101,102
IL-10サイトカインファミリー　　104,105,106
IL-12サイトカインファミリー　　106
IL-12依存性　　148
IL-17サイトカインファミリー　　106

K式　　64

Lckチロシンキナーゼ　32
LE現象　　156

Mタンパク質　134,136,155
MAPキナーゼ　　32
MBL関連セリンタンパク質分解酵素　　76
MHCクラスⅠ　　25,51
MHCクラスⅠ抗原　　118,145
MHCクラスⅠ抗原レセプター　　147
MHCクラスⅡ抗原　　31,35,36,38,118,139
MHCクラスⅡ抗原複合体　　31,50
MHC抗原複合体　　32
MHC拘束　　31

MN 式		64
NBT 還元試験		165,170
NK 活性		101
NOD 様レセプター		127
P 式		64
PAF		81,82
PAF 拮抗作用		182
PD-1 抗体		151
PD-L1 抗体		151
PHA 皮内反応		93
Rh 式血液型		64
Rig 様レセプターファミリー		127
T-B 細胞間相互作用		35
Th2 サイトカイン阻害薬		181,183
T 依存性抗原		29
T 細胞		18,20,23,24,101,102,103,128
──分化		25
T 細胞依存性抗原		6
T 細胞抗原レセプター		23,24,25,31,50,51,52,118
T 細胞抗原レセプター遺伝子の再構成		52
T 細胞性免疫増殖性症候群		172
T 細胞白血病		172
T 細胞非依存性抗原		6
T 細胞抑制性レセプター		150,151
T 細胞リンパ腫		172
T 非依存性抗原		36
V 遺伝子		46
V 型アレルギー		94
V 部		52
V 領域		11
VDJ の再構成		25
X 連鎖リンパ球増殖症候群		166,167
X 連鎖無 γ-グロブリン血症		166
Vogt-小柳-原田病		121,159,161

A

A cells		29
accessory cells (A cells)		27,29
acid hydrolase		27
acquired immunity		2,125
acquired immunodeficiency syndrome (AIDS)		170
acute glomerulonephritis		91
acute rejection		122
ADA gene		168
ADA 欠損症		166,168
ADCC		151
Adenosine deaminase gene		168
adhesion molecules		31
adjuvant		7
agglutination		59
agglutinin		59
agglutinogen		59
alemtuzumab		181
allergen		79
allogenic		122
allograft		113
allotype		11
α 型インターフェロン		109
α-フェトプロテイン		145
α_1		15
α_2		15
$\alpha\beta$ T cells		25
α chain		9,24,25,118
α-fetoprotein (AFP)		145
alternative pathway		71,132
alveolar macrophages		26
amlexanox		182
anaphylatoxin		74,77,91
antibody		2,9
antibody-dependent cell-mediated cytotoxicity (ADCC)		123,148
antigen-antibody complex		71
antigen presenting cells (APC)		27,29
antigenic determinants		5
antigens		2,5
antiphospholipid syndrome		156
antistreptolysin O (ASLO)		65
antitoxin		64,137
AP-1		32
APC		35,38,50,52,133,139
ARDS		112
Arthus reaction		90,91
ASLO test		65
ataxia telangiectasia		163,166,169
atopy		83
autoantibody		94
autograft		113
autoimmune diseases		19,153
autoimmune hemolytic		

anemia	158	
azelastine	182	

B

B cells　20,23,24,29,35,36, 38,46,101,102,103,183
B factors　71,72
BAGE　145,150
Basedow's disease　157
basophils　20,80
belatacept　181
Bence Jones (BJ) protein　11
β型インターフェロン　109
β chain　24,25,118
β-lysin　132
β_2-microglobulin　51,115,118
biological response modifiers (BRM)　151
blastogenesis　23,93
brain-derived neurotrophic factor (BDNF)　100
bronchial asthma　83
Bruton 型　167
Bruton 型先天性低ガンマグロブリン血症　163
Burkitt リンパ腫　172
Burnet　43,146,153
bursa of Fabricius　20
bursa-equivalent organ　20
bypass　153,154

C

C1　71,74
C1 inhibitor　71,72
C1q　71
C1r　71
C1s　71
C2　71,72,74
C3　71,72,74
C3 コンベルターゼ　72,74,75,76
C3 receptor　23,27
C3a　76
C3b　76
C3b receptor　76
C4　71,72,74
C4b 結合タンパク質　71,72
C5　72,74
C567　77
C56789 複合体　77
C5a　77
C6　72
C7　72
C8　72
C9　72,88
CA15-3　145
CA19-9　145
CA125　145
CAP RAST method　87
capsulated hydrophilic carrier polymer (CAP)　87
carcinoembryonic antigen (CEA)　145
carrier　5
cationic protein　27
CD2　23,31
CD3　23,31
CD4　23,31,32,118
CD4$^+$　52
CD4$^-$8$^-$ cells　25
CD4$^-$8$^+$ cells　25
CD4$^+$8$^-$ cells　25
CD4$^+$ T cells　102,103
CD8　23
CD8$^+$　52
CD11a　31
CD18　31
CD40　35
CD40 リガンド　35
CD45　32
CD54　31
CD58　31
cell surface Ig　23
cell-mediated immunity　2,50
cellular immunity　2,50
CF test　78
C_H　12
C_H1　12
C_H2　12
C_H3　12
CH_{50}　165,166
Chédiak-Higashi syndrome　163,166,170
chemical mediators　80
chemokines　100
chemotactic activity　74
chemotactic factor (CF)　76
chronic granulomatous disease　163,170
chronic rejection　122
chronic thyroiditis　157
ciliary neurotrophic factor (CNTF)　100
C_L　11
class　9
class I antigens　115
class II antigens　115
class III antigens　115
class switch　35,46

classical pathway 71,132
clonal abortion 42
clonal selection theory 41
cloning 45
cluster of differentiation 20
cold agglutinin hemolytic
　　anemia 158
collagen diseases 157
colony stimulating factors
　　(CSF) 100,101,109
complement 71
complete antigens 5
constant region 11
Coombs' test 59,62
cortex 17
corticosteroid 179
C-reactive protein (CRP) 129
C region 11,24
CSF 100
CTLA-4 antibody 151
CTLA-4-Ig 181
cyclosporin A 179
CYFRA-21-1 145
cytokines 20,92,97,136
cytolysis 75
cytotoxic T cells (Tc) 21,50,147
cytotoxic T lymphocytes 21
cytotoxicity test 95,117
cytotropic antibody 80

D

D factors 71,72
D gene 46
damage-associated
　　molecular pattern
　　(DAMP) 126
degranulation 80,81
delayed-type
　　hypersensitivity (DTH) 50,79
δ chain 9,16,24,25
dendritic cell 27
desensitization 87
Di George syndrome 163,166,169
diabetes mellitus 159
Dick reaction 65
differentiation antigens 145
dinitrochlorobenzene
　　(DNCB) 93
direct Coombs' test 62
DNCB 175
DNCB test 93
domains 12,13
donor 113
double diffusion 56
double diffusion in two
　　dimensions 58
DU-PAN-2 145

E

EB virus nuclear antigen
　　(EBNA) 145
EGF 100
ECF-A 81,82
endosome 29
endotoxin (ET) 73,75
enhancement of
　　phagocytosis 74
enzyme immunoassay
　　(EIA) 67,69
enzyme-linked
　　immunosorbent assay
　　(ELISA) 69
eosinophil cationic protein
　　(ECP) 28
eosinophil chemotactic
　　factor of anaphylaxis 81
eosinophil-derived
　　neurotoxin (EDN) 28
eosinophils 20,28
epitope 5
EPO 28,100
ε chain 9,15
erythroblastosis foetalis 64,90
erythrogenic toxin 65

F

Fab 11
Factor B 71,72
Factor D 71,72
Factor H 71,72
Factor I 71,72
Fas リガンド 104,148
Fc 11,15,27
Fc receptor 80,148
flocculation 64
fluorescent antibody
　　technique 66
focal infection 91
follicle 19
forbidden clone 153
Freund's complete adjuvant
　　(FCA) 7
Freund's incomplete
　　adjuvant (FIA) 7
Fyn チロシンキナーゼ 32

G

G-CSF	100,109
GAGE-1	145,150
γ型インターフェロン	109
γ-グロブリン製剤	183
γ1	13
γ2	13
γ3	13
γ4	13
γδT cells	25,128
γ-globulin	9
γ chain	24,25
germinal center	18
GM-CSF	82,83,100,104,109
Goodpasture syndrome	90,160
graft-versus-host reaction	123
granulocytes	27
growth factors	100,101
GVH反応	123,154
GVHD	180

H

H物質	63
H-2	113,119,143
H chain	9,11,13,15,16,46,118
H factor	71,72,75
haplotype	115
haptens	5
Hashimoto's disease	157
Hassall's corpuscles	18
hay fever	83
heavy chains	9,115
helper T cells	21
hemolysin	65
hemolytic anemia	90
heparin	27
hereditary angioneurotic edema (HANE)	171
HGF	100
hinge region	11
histamine	27,80
histiocytes	26
histocompatibility antigens	113
HLA	84,113,114,160,161,176
HLA-A	114,115
HLA-B	114,115
HLA-C	114,115
HLA-DP	114,115
HLA-DQ	114,115
HLA-DR	39,114,115
homeostasis	1
host-versus-graft reaction	123
human immunodeficiency virus (HIV)	170
humoral immunity	2
HVG reaction	123
hybridoma	44
hyperacute rejection	122
hyperplasia	19
hypersensitivity	79
hypervariable region	11

I

I factors	71,72
I region-associated antigen	120
Ia antigens	120
ibudilast	182
ICAM (intercellular adhesion molecule)-1	31
idiotype	12
idiotypic network	154
idiotypic network theory	39
IFN	101,147,149,150
IFN-α	109
IFN-β	109
IFN-γ	98,101,103,104,109,110,111,128,148
Ig superfamily	118
IgA	9,13,15,16,25,29,35
IgD	9,13,16
IgE	9,13,15,16,27,80,87,140
IGF	100
IgG	9,13,14,16,25,29,35,37,173
IgG1	13,14
IgG2	13,14
IgG3	13,14
IgG4	13,14
IgM	9,13,14,16,25,37
immediate type allergy	79
immune complex	71,74,91
immune complex disease	91,138
immunity	1
immunoadherence	74
immunoblotting method	69
immunocompetent cells	20,163
immunodeficiency	19,163
immunoelectrophoresis	55,59

immunogenicity	5	
immunogens	5	
immunoglobulin (Ig)	9	
immunological surveillance	146	
immunological unresponsiveness	42	
immunoproliferative syndrome	172	
immunosuppressants	179	
incomplete antibody	62	
incomplete antigens	5	
indirect Coombs' test	63	
infection	131	
Infliximab	181	
innate immunity	1,125	
interferon	108	
interferon (IFN)	98,147	
interleukin 1 (IL-1)	101,103,108,111,151	
interleukin 2 (IL-2)	38,52,101,110,111,149,180	
interleukin 2 (IL-2) receptor	101,102	
interleukin 3 (IL-3)	38,82,83,101	
interleukin 4 (IL-4)	35,38,82,83,98,102,110,111,148	
interleukin 5 (IL-5)	35,38,82,83,102,110	
interleukin 6 (IL-6)	35,38,102,110,111	
interleukin 7 (IL-7)	102	
interleukin 8 (IL-8)	82,83,100,102,103	
interleukin 9 (IL-9)	103	
interleukin 10 (IL-10)	38,103,104,105,106,110,111	
interleukin 11 (IL-11)	103	
interleukin 12 (IL-12)	103,106,108,111,148,151	
interleukin 13 (IL-13)	82,83,103	
interleukin 14 (IL-14)	103	
interleukin 15 (IL-15)	104	
interleukin 16 (IL-16)	104	
interleukin 17 (IL-17)	104,106,111	
interleukin 18 (IL-18)	104	
interleukin 19 (IL-19)	104	
interleukin 20 (IL-20)	104	
interleukin 21 (IL-21)	105,151	
interleukin 22 (IL-22)	105	
interleukin 23 (IL-23)	105,111	
interleukin 24 (IL-24)	106	
interleukin 25 (IL-25)	106	
interleukin 26 (IL-26)	106	
interleukin 27 (IL-27)	106,108	
interleukin 28 (IL-28)	107	
interleukin 29 (IL-29)	107	
interleukin 31 (IL-31)	107	
interleukin 32 (IL-32)	107	
interleukin 33 (IL-33)	108	
interleukin 34 (IL-34)	108	
interleukin 35 (IL-35)	108	
interleukin 36 (IL-36)	108	
interleukin 37 (IL-37)	108	
interleukin 38 (IL-38)	108	
intraepithelial lymphocytes (IEL)	139	
intrinsic factor	158	
Ir gene	39,120	
Is gene	39	
islet cell antibody (ICA)	159	
isograft	113	
isotype	13	

J

J chain	14,15
J gene	46
joining chain	15

K

K cells	89,123,148
κ chain	9,46
ketotifen	182
KGF	100
killer T lymphocytes	21
Kupffer's cells	26,133

L

L chain	9,11,33
lactoferrin	27
LAK cells	149,150
λ chain	9
large granular lymphocyte (LGL)	147
large T antigens	143
LATS (long acting thyroid stimulator)	157
LD antigens	115
leukin	132
leukocytes	20
leukokinin	132
leukotriene (LT)	77,81
LFA-1	31
LFA-2	31,51

LFA-3	31,51	major basic protein（MBP）	28	(MAST)	87
LIF	100			myasthenia gravis	19,159
light chains	9	major histocompatibility complex（MHC）	113	mycosis fungoides	172
lipopolysaccharide（LPS）	73			myeloperoxidase	27
LMIT	95	Mancini method	56		
local anaphylaxis	84	mannose-binding lectin（MBL）	76,129	**N**	
long acting thyroid stimulator（LATS）	94	marginal zone B cell	129		
LPS（lipopolysaccharide）	23	MART	145,150	NA17-A	145,150
LT	149,150	MASP1	72,76	naive T cell	52
LTB$_4$	82	MASP2	72,76	natural immunity	1,125
LTC$_4$	82	MASP3	72	NCF	82
LTD$_4$	82	mast cells	27,80	negative selection	26
lymphnode	17	MBL	72,76	neonatal hemolytic anemia	64,90
lymphocyte-defined antigens	115	MBL-associated serine protease（MASP）	76	neutralization reaction	64
lymphocyte-function-associated antigen-3	31	MCP	100	neutralizing antibody	64
		MCP-1	82,83	neutrophils	20,27,133
lymphocytes	20	M-CSF	100,109	NFAT	32
lymphocytic choriomeningitis virus（LCMV）	138	medulla	17	NF-κB	33
		membrane attack complex（MAC）	75,77	NGF	100
				NK cells	23,103,128,136,147,149,150
lymphokine-activated killer cell（LAK）	101	memory cells	37	NK-T cells	26,128,148,150
		MHC	29,176	NOD-like receptor（NLR）	126,127
lymphokines	97	MHC restriction	31		
lymphotoxin（LT）	109	MI test	95	non T non B cells	23
lysosome	29	MIP	100	not-self	5
lysozyme	27,132	mixed lymphocyte reaction（MLR）	115,117,120	NSE	145
				nucleotide oligomerization domain（NOD）	127
M		mixed vaccines	140	null cells	23
		monoblasts	26		
MAC	147	monoclonal antibody	43	**O**	
macrophages	20,26,133	monocytes	26,133		
MAF	149,150	monokines	97	oncogene	144
MAGE-1	145,150	μ chain	9,25	oncostatin	100
MAGE-3	145,150	μ chain 欠損症	166	opsonin	76,77,132,134
		mucosal immunity	139		
		multiple antigen simultaneous test			

oral tolerance	139	
organ transplantation	113	
osteoclasts	26	
Ouchterlony method	58	
oxatomide	182	

P

PAF	81,82,182
paracortex	17
passive hemagglutination（PHA）	59,60
pathogen-associated molecular pattern（PAMP）	126
pathogenicity	131
pattern recognition receptor（PRR）	126
PD-1	150,151
PDGF	100
PD-L1 抗体	151
pemirolast	182
peptide hormone	153
perforin	147
periarteritis nodosa	157
pernicious anemia	158
Peyer 板	17,20
PGD$_2$	82
PHA 皮内反応	93
phagocytosis	26,29
phagolysosome	133
phagosome	133
pinocytosis	26,29
PIVKA-II	145
P-K reaction	86
plakin	132
plasma cells	18,29
platelet activating factor	81
PLC γ	32
pluripotent stem cells	20
polyarteritis nodosa（PN）	157,160
polyclonal antibody	43
polymorphonuclear leukocytes	20,27
polyvalent vaccines	140
positive selection	25
Prausnitz-Küstner reaction	86
pre-B cells	25
precipitates	55
precipitation	55
precipitin	55
precipitinogen	55
pre-pre-B cells	24
primary follicles	17
primary granules	27
programmed death protein-1	150
progressive systemic sclerosis	157
promonocytes	26
properdin	132
protective antibody	134
PSA（prostate specific antigen）	145

Q

R

radioallergosorbent test	86
radioimmunoassay（RIA）	67
RANTES	100
Ras	32
RAST method	86
Raynaud 現象	158,159
rearrangement	46
recipient	113
red pulp	19
regulatory T cells（Tr）	21,111
rejection	122
repirinast	182
resistance	131
reversed passive hemagglutination test（RPHA）	61
rheumatic fever	156
rheumatoid arthritis（RA）	156
rheumatoid factor（RF）	156
RIA	87
Rig-I-like receptor	126,127
ring test	56
RLR family	127
Rt-1	113

S

SCF	100
Schick test	65
Schultz-Charlton 消退現象	65
SCID	166
SD antigens	115
secondary granules	27
secretory component（SC）	15,139

Seitenkettentheorie 42
selective deficiency of IgG
　subclass 167
selective IgA deficiency 167
sensitized lymphocytes
　2,51,92
serologically determined
　antigens 115
serotherapy 66
serum sickness 66,91
severe combined
　immunodeficiency
　disease 168
sicca syndrome 157
single diffusion 56
single diffusion in two
　dimensions 56
Sjögren's syndrome 157
SLE 19,111,112,160,180
small t antigens 143
Sos 32
specificity 2
spermidine 133
spermin 132
spleen 19
splenic sinus 19
splicing 46
stem cell factor (SCF) 109
stem cells 20
streptolysin O (SLO) 65
subclass 13
SV40 143
systemic anaphylaxis 84
systemic lupus
　erythematosus (SLE)
　155
systemic scleroderma 157

T

T cell-dependent antigens 6
T cell-independent antigens
　6
T cells 20
tazanolast 182
Tc 51,115
TCR 25,51
template theory 42
TGF 100
TGF β 38,111
Th 38,50,51
Th1 21,110,111,128
Th2
　21,110,111,128,181,183
Th17 21,108,111,128
thrombocytopenic purpura
　90
Thy1 antigens 118
thymoma 19,159
thymus 18,20
thyroglobulin 153
thyroglobulin microsome
　antigens 157
thyroid stimulating
　hormone (TSH) 94
thyroid stimulating
　immunoglobulin (TSI)
　157
TL (thymus-leukemia)
　antigens 143
TLR 125,128,129,133
TNF 111,149
TNF-α 82,83,103,109
TNF-β 109,110
tolerance 42

tolerogen 42
Toll-like receptor (TLR)
　126
Toxoplasma 140
TPO 100
Tr 21,38,51,87
TRA 150
tranilast 181
transformation 144
transplantation immunity
　113,122
Trypanosoma 140
TSA 144,151
TSTA 143
tuftsin 132
tumor necrosis factor (TNF)
　98,109
tumor regression antigen
　(TRA) 145
tumor-associated antigen
　(TAA) 143
tumor-specific antigen
　(TSA) 143
tumor-specific
　transplantation antigen
　(TSTA) 143

V

V gene 46
V region 11,24
vaccines 140
variable region 11
Vav 32
V_H 11,12
V_L 11,12
Vogt-小柳-原田病
　121,159,161

W

Wegener 肉芽腫症	180
Weil-Felix reaction	59,60
Western blotting	69
white pulp	19
Widal reaction	59,60
Wiskott-Aldrich syndrome	163,166,169

X

xenograft	113
X-linked hypogammaglobulinemia	167

Z

ZAP-70	32
zymosan	73,75,132

免疫学の入門　第8版

1987年8月1日	第1版第1刷
1989年1月5日	第1版第3刷
1989年7月1日	第2版第1刷
1991年9月1日	第2版第5刷
1992年7月20日	第3版第1刷
1994年2月20日	第3版第3刷
1995年2月15日	第4版第1刷
1997年4月1日	第4版第4刷
1999年2月1日	第5版第1刷
2003年4月10日	第5版第4刷
2004年3月1日	第6版第1刷
2010年3月20日	第6版第4刷
2012年3月15日	第7版第1刷
2016年3月15日	第7版第3刷
2018年11月10日	第8版第1刷 ⓒ

著　者	今西二郎　IMANISHI, Jiro
発行者	宇山閑文
発行所	株式会社金芳堂 〒606-8425 京都市左京区鹿ヶ谷西寺ノ前町34番地 振替 01030-1-15605 電話 075(751)1111(代) http://www.kinpodo-pub.co.jp/
印刷所	亜細亜印刷株式会社
製本所	有限会社清水製本所

落丁・乱丁本は弊社へお送り下さい．お取替え致します．

Printed in Japan
ISBN978-4-7653-1765-8

・**JCOPY** <(社)出版者著作権管理機構 委託出版物>
本書の無断複写は著作権法上での例外を除き禁じられています．複写される場合は，その都度事前に，(社)出版者著作権管理機構(電話 03-5244-5088, FAX 03-5244-5089, e-mail:info@jcopy.or.jp)の許諾を得てください．

●本書のコピー，スキャン，デジタル化等の無断複製は著作権法上での例外を除き禁じられています．本書を代行業者等の第三者に依頼してスキャンやデジタル化することは，たとえ個人や家庭内での利用でも著作権法違反です．